RESHMA RAJENDRAN
ARUNIMA PR
ANANTHALEKSHMY SS

O SISTEMA DO COMPLEMENTO E AS DOENÇAS PERIODONTAIS

RESHMA RAJENDRAN
ARUNIMA PR
ANANTHALEKSHMY SS

O SISTEMA DO COMPLEMENTO E AS DOENÇAS PERIODONTAIS

ScienciaScripts

Imprint

Cover image: www.ingimage.com

This book is a translation from the original published under ISBN 978-620-7-80953-0.

Publisher:
Sciencia Scripts
is a trademark of
Dodo Books Indian Ocean Ltd. and OmniScriptum S.R.L publishing group

120 High Road, East Finchley, London, N2 9ED, United Kingdom
Str. Armeneasca 28/1, office 1, Chisinau MD-2012, Republic of Moldova, Europe
Printed at: see last page
ISBN: 978-620-8-18589-3

O SISTEMA DO COMPLEMENTO E AS DOENÇAS PERIODONTAIS

ÍNDICE

CAPÍTULO -1 INTRODUÇÃO

A periodontite é caracterizada como uma doença disbiótica que, em indivíduos susceptíveis, compromete a integridade dos tecidos que rodeiam e suportam os dentes, conhecidos como periodonto [1] . O estado de disbiose periodontal está associado à quebra do diálogo amigável ou homeostático estabelecido entre o ambiente microbiano ecológico indígena e o sistema imunitário do hospedeiro. O desenvolvimento de estratégias de subversão imunitária pelas comunidades microbianas associadas à doença conduz a uma resposta inflamatória desregulada e não resolutiva. Esta inflamação persistente não só não consegue eliminar os micróbios patogénicos, como também causa danos colaterais nos tecidos, o que contribui para a progressão da doença periodontal.[2] .

A relação mutualista entre o hospedeiro e a comunidade microbiana indígena mantém o equilíbrio imunológico em condições homeostáticas. A mucosa oral, tal como outros tecidos mucosos, compreende quatro grupos celulares: células epiteliais, endoteliais, fibroblastos e células imunitárias, embora a sua representação varie[3] . Apesar da complexidade da suscetibilidade à doença periodontal, o controlo da resposta inflamatória do hospedeiro no periodonto é crucial para o tratamento. Assim, a identificação das principais vias inflamatórias que conduzem à destruição do tecido periodontal tem implicações translacionais significativas . [4]

Como primeira linha de defesa, a resposta imune inata consiste em componentes celulares e humorais. O componente celular inclui vários tipos de células que utilizam moléculas de reconhecimento de padrões para identificar e eliminar agentes patogénicos e resíduos celulares. Nas últimas duas décadas, tem sido dada uma atenção significativa às interações destas moléculas de reconhecimento de padrões dentro do componente celular. A resposta imune inata humoral envolve as cascatas de serina protease dos sistemas do complemento e de contacto, juntamente com anticorpos naturais (N Abs) e pentraxinas. Investigações recentes sugerem que cada componente pode ser benéfico ou prejudicial durante uma infeção ou doença crónica, dependendo da sua concentração e interações com outros componentes. [5] .

O complemento é um braço importante do sistema de defesa imune inato, e a sua principal função é reconhecer e destruir microrganismos[6] . O sistema do complemento é constituído por mais de 40 proteínas e desempenha um papel importante no combate a microrganismos, no recrutamento e regulação de células inflamatórias e na eliminação de células apoptóticas do hospedeiro e de complexos imunes[7] . Muitas proteínas do complemento têm funções duplas que facilitam o cruzamento entre o sistema do complemento e outros sistemas efectores e reguladores. Consequentemente, o sistema do complemento está envolvido na imunidade adaptativa, na hemostase, na neuroprotecção, na poda sináptica e no desenvolvimento de órgãos, para além do seu papel primário na imunidade inata[8] . Não obstante o seu papel protetor, o complemento pode causar ou exacerbar danos nos tecidos inflamatórios quando ativado em excesso ou desregulado, quer por agentes patogénicos quer devido a defeitos genéticos inerentes ao hospedeiro. De facto, as vias do complemento funcionam como uma ligação crucial entre a infeção e várias doenças inflamatórias e auto-imunes locais ou sistémicas.

As primeiras observações clínicas e histológicas em doentes com periodontite associaram a inflamação periodontal e a destruição dos tecidos a uma maior atividade do complemento[9] . Os fragmentos de complemento ativado são altamente abundantes nos fluidos biológicos e tecidos dos pacientes com periodontite, enquanto que são indetectáveis ou estão presentes em concentrações mais baixas em indivíduos saudáveis. Esta sobreactivação do sistema do complemento na periodontite oferece uma compreensão mecanicista da doença, abrindo caminho para terapias dirigidas ao complemento para tratar esta condição inflamatória oral, que está fortemente associada a um risco acrescido de outras doenças sistémicas. A investigação demonstrou que a inibição das três principais vias de ativação do complemento na periodontite pode ser conseguida através da inibição do componente central C3. A inibição de C3 pode reduzir diretamente a inflamação e indiretamente contrariar a disbiose[10] . No entanto, a segurança documentada dos componentes terapêuticos do complemento em modelos pré-clínicos altamente relevantes de periodontite realça a necessidade de mais investigação em futuros ensaios clínicos para o tratamento da periodontite humana.

REFERÊNCIAS

1. Hajishengallis G, Lamont RJ. Comunidades polimicrobianas na doença periodontal: A sua natureza quase-organizacional e o diálogo com o hospedeiro. Periodontol 2000. 2021 Jun;86(1):210-230.
2. Uriarte SM, Hajishengallis G. Neutrófilos no periodonto: Interações com agentes patogénicos e papéis na homeostasia e inflamação dos tecidos. Immunol Rev. 2023 Mar;314(1):93-110.
3. Williams DW, Greenwell-Wild T, Brenchley L, Dutzan N, Overmiller A, Sawaya AP, Webb S, Martin D; NIDCD/NIDCR Genomics and Computational Biology Core; Hajishengallis G, Divaris K, Morasso M, Haniffa M, Moutsopoulos NM. Human oral mucosa cell atlas reveals a stromal-neutrophil axis regulating tissue immunity. Cell. 2021 Jul 22;184(15):4090-4104.e15.
4. Hajishengallis G. Immunomicrobial pathogenesis of periodontitis: keystones, pathobionts, and host response. Trends Immunol. 2014 Jan;35(1):3-11.
5. Shishido SN, Varahan S, Yuan K, Li X, Fleming SD. Humoral innate immune response and disease. Clin Immunol. 2012 Aug;144(2):142-58.
6. Walport MJ. Complemento. Primeira de duas partes. N Engl J Med. 2001 Abr 5;344(14):1058-66.
7. Damgaard C, Holmstrup P, Van Dyke TE, Nielsen CH. O sistema do complemento e o seu papel na patogénese da periodontite: conceitos actuais. J Periodontal Res. 2015 Jun;50(3):283-93.
8. Grivennikov SI, Greten FR, Karin M. Immunity, inflammation, and cancer (Imunidade, inflamação e cancro). Cell. 2010 Mar 19;140(6):883-99.
9. Patters MR, Niekrash CE, Lang NP. Avaliação da clivagem do complemento no fluido gengival durante a gengivite experimental no homem. J Clin Periodontol. 1989 Jan;16(1):33-7.
10. Hajishengallis G, Kajikawa T, Hajishengallis E, Maekawa T, Reis ES, Mastellos DC, Yancopoulou D, Hasturk H, Lambris JD. Complement-Dependent Mechanisms and Interventions in Periodontal Disease (Mecanismos e intervenções dependentes do complemento na doença periodontal). Front Immunol. 2019 Mar 12;10:406.

CAPÍTULO -2 ASPECTO HISTÓRICO

Metchnikoff propôs, **em 1845**, a "Teoria de Metchnikoff", segundo a qual os fagócitos do sangue podiam ingerir e destruir as bactérias invasoras, constituindo assim a base da imunidade celular inata. Esta teoria fagocítica foi inicialmente contestada por muitos patologistas, que argumentaram que os leucócitos fagocíticos eram de facto cruciais para uma resposta bem sucedida à infeção .[1]

Buchner, em 1891, descobriu um fator termolábil no sangue que podia matar bactérias e deu-lhe o nome de "alexina" (em grego, significa "afastar")[2] .

Jules Bordet, em 1898, apoiou esta "teoria humoral" (imunidade conferida por substâncias antitóxicas e bactericidas presentes nos fluidos corporais) ao demonstrar que a lise imunitária exigia dois factores: um fator lítico termolábil (como a alexina) e um fator termoestável, que designou por sensibilizador (atualmente conhecido como anticorpos)[3] .

Paul Ehrlich, em 1899, descreveu a teoria da cadeia lateral da formação de anticorpos, em particular os mecanismos pelos quais os anticorpos neutralizam as toxinas e induzem a lise bacteriana com a ajuda do complemento (anteriormente conhecido como alexina). De acordo com esta teoria, as células imunitárias continham receptores que podiam reconhecer antigénios e, após a imunização, estes receptores multiplicavam-se e eram libertados para a circulação como "amboceptores" (agora chamados anticorpos). Estes anticorpos estão ligados não só a antigénios específicos, mas também a um componente antimicrobiano termolábil chamado complemento'[4] .

Ferrata e Brand 1907 demonstraram a separação do complemento em duas fracções: a peça intermédia (designada por C1) e a peça terminal (designada por C2). Observaram que a atividade bactericida do complemento exigia a presença de ambos os fragmentos. [5] .

Em 1900, Von Dungern descreveu um fenómeno em que o complemento era inactivado por células de levedura. Em 1911, Braun e Omorokow observaram um fenómeno de inativação semelhante utilizando veneno de cobra, sendo ambos conhecidos por activarem a via de ativação alternativa. . [6]

Coca 1914 demonstrou que a inativação do complemento por células de levedura resultava da remoção de um componente termolábil. Descobriram que a atividade do complemento tratado com levedura podia ser restaurada pela adição de soro normal de porco-da-índia que tinha sido inactivado por aquecimento durante 30 minutos a 56°C[7] . Este componente do sistema do complemento estável ao calor foi designado por C3. A inativação de outro complemento por amoníaco levou ao isolamento e à caraterização de um novo componente designado por C4[8] .

Mayer e colegas, em 1958, adicionaram componentes parcialmente purificados a eritrócitos de carneiro sensibilizados com anticorpos para desvendar a sequência de reação da via clássica[9] .

Mayer 1961 propôs a teoria do "one-hit" que sugeria que um único "hit" do complemento poderia causar a lise de um eritrócito[10] .

Nilsson, Muller-Eberhard e colegas, em 1966, levaram ao isolamento e à caraterização dos vários componentes do sistema do complemento: C4[11] , C5[12] , C6 e C7[13] , C8[14] , e C9[15] .

Nelson e colegas 1968 também foram bem sucedidos no isolamento dos componentes do complemento em animais. Determinaram a sequência de ativação dos componentes para aquilo a que hoje chamamos a via de ativação clássica: C1 liga-se primeiro, seguido sequencialmente por C4, C2, C3a, C3b, C3e, C3f, C3c e C3d.[16] .

Em 1968, o Comité da OMS modificou estas nomenclaturas, sendo a nova terminologia, por ordem de ativação, C1, C4, C2, C3, C5, C6, C7, C8 e C9.

Götze & Muller-Eberhard 1971 descobriram o Fator B. Inoue et al 1976 demonstraram que o complemento pode matar uma bactéria com um único golpe utilizando um ensaio de reconstituição[17] .

A descoberta da via da lectina por **Matsushita & Fujita 1969-'72** ativa o complemento após o reconhecimento de padrões de hidratos de carbono microbianos por uma lectina de ligação à manose (MBL).

Schwaeble et al 2002 descobriram as serino-proteases associadas aos MBL (MASPs)[18] .

Holmskov et al 2003 mostraram as moléculas típicas de reconhecimento de padrões da fase fluida.

Holmskov et al 2003 mostraram as moléculas típicas de reconhecimento de padrões da fase fluida.

REFERÊNCIAS

1. Vida de Elie Metchnikoff, 1845-1916. Nature. 1922 Feb;109(2728):163-6.
2. Buchner H: Zur Nomenklatur der schutzenden Eiweisskorper. Centr Bakteriol Parasitenk 1891; 10:699-701.
3. Schmalstieg FC Jr, Goldman AS. Jules Bordet (1870-1961): uma ponte entre a imunologia antiga e a moderna. J Med Biogr. 2009 Nov;17(4):217-24.
4. Ehrlich P . Zur Theorie der Lysenwirkung [em alemão]. Berlim Klin Woch 1899;36: 6 .
5. Ferrata A: Berlin Klin Woch J Immunology1907;44: 366.
6. Omorokow Z: Immunitätsforsh J Immunology1911;10: 285.
7. Coca AF: Z Immunitätsforsh J Immunology1914;21: 604.
8. Gordon J, Whitehead HR, Wormall A. The Fourth Component of Complement and its Relation to Opsonin (O Quarto Componente do Complemento e a sua Relação com a Opsonina). Biochem J. 1926;20(5):1044-5.
9. Mayer MM: Estudos sobre o mecanismo de hemólise por anticorpos e complemento. Prog Allergy 1958;5: 215-270.
10. Mayer MM: Development of the one-hit theory of immune hemolysis (Desenvolvimento da teoria da hemólise imune de um só golpe). Rutgers University Press, New Brunswick, NJ 1961.
11. Muller-Eberhard HJ,Biro CE. Isolamento e descrição do quarto componente do complemento humano. J Exp Med 1963 set 1;118: 447-466.
12. Nilsson Ur, Mueller-Eberhard Hj. Isolamento da Beta If-Globulina do Soro Humano e sua Caracterização como o Quinto Componente do Complemento. J Exp Med. 1965 Aug 1;122(2):277-98.
13. Nilsson U: Separação e purificação parcial dos sexto, sétimo e oitavo componentes do complemento hemolítico humano. Ata Pathol Microbiol Scand 1967;70(3):469-480.
14. Manni JA, Müller-Eberhard HJ. O oitavo componente do complemento humano (C8): isolamento, caraterização e eficiência hemolítica. J Exp Med. 1969 Nov 1;130(5):1145-60.
15. Hadding U, Müller-Eberhard HJ. O nono componente do complemento humano: isolamento, descrição e modo de ação. Immunology. 1969 Jun;16(6):719-35.

16. Nelson RA Jr, Biro CE. Componentes do complemento de uma estirpe de coelhos com deficiência hemolítica. Immunology. 1968 Abr;14(4):527-40.
17. Inoue K, Akiyama Y, Kinoshita T, Higashi Y, Amano T. Evidência de uma teoria de um único golpe na reação bactericida imune e demonstração de uma resposta de múltiplos golpes para a hemólise por estreptolisina O e clostridium perfringens theta-toxina. Infect Immun. 1976 Feb;13(2):337-44.
18. Schwaeble W, Dahl MR, Thiel S, Stover C, Jensenius JC. As serino-proteases associadas à lectina de ligação ao manano (MASPs) e MAp19: quatro componentes do complexo de ativação da via da lectina codificados por dois genes. Immunobiology. 2002 Sep;205(4-5):455-66.

CAPÍTULO -3 SISTEMA DO COMPLEMENTO

O sistema do complemento compreende mais de 40 proteínas sintetizadas principalmente pelo fígado ou expressas como proteínas de membrana nas superfícies celulares. O complemento funciona no plasma, nos tecidos ou no interior das células[1] . Constitui aproximadamente 10% da fração de globulina do soro sanguíneo . [2]

Papel do sistema complementar

A ativação do complemento inicia uma cascata proteolítica que produz produtos de clivagem com diversas funções biológicas. Os fragmentos difusíveis, como as anafilatoxinas, induzem a desgranulação de células endoteliais e mastócitos próximos, aumentam a permeabilidade capilar e atraem células imunitárias através da quimiotaxia. [3] . Além disso, o complemento marca as superfícies para eliminação através da ligação covalente de fragmentos específicos à superfície de ativação[4] . Por último, o complemento desempenha um papel crucial na destruição de agentes patogénicos, inserindo proteínas formadoras de poros nas membranas dos microrganismos invasores[5] .

Desempenha um papel importante no combate a microrganismos, no recrutamento e regulação de células inflamatórias e na eliminação de células apoptóticas do hospedeiro e de complexos imunes . [6]

Metabolismo

A. O fígado é o principal local de síntese das proteínas do complemento. Os receptores do complemento facilitam a migração e a ativação de neutrófilos, mastócitos e monócitos/macrófagos, bem como promovem a fagocitose de agentes patogénicos ou antigénios pelas células necrófagas[7] .

B. As proteínas do complemento aparecem pela primeira vez no feto durante o segundo mês de gravidez.

C. A concentração da maioria dos componentes à nascença é de cerca de 50% dos níveis adultos.

D. A inflamação aumenta a síntese dos componentes do complemento, presumivelmente através da ação da interleucina-1 e do interferão gama.

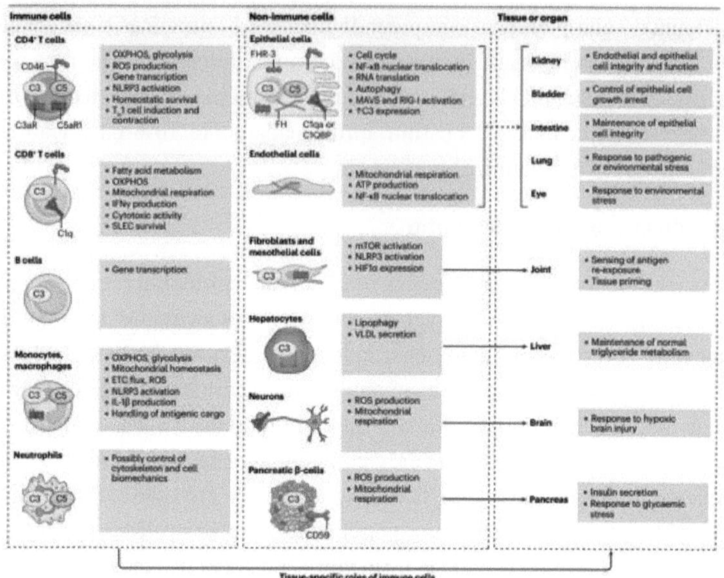

Figura 1: Funções específicas dos tecidos das células imunitárias no sistema do complemento [8]

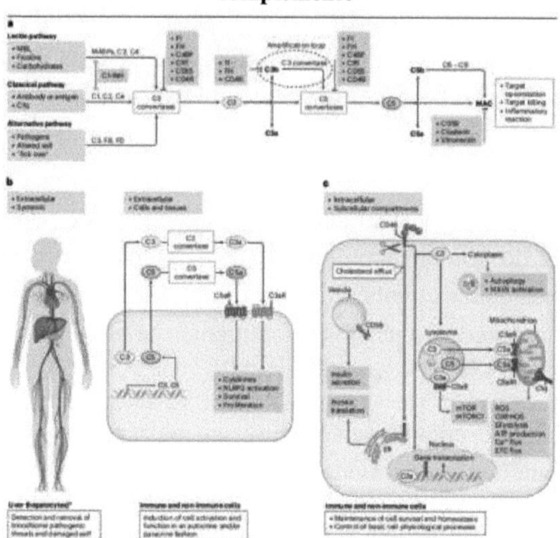

Figura 2: O sistema do complemento e a sua compartimentação funcional [8]

a) o complemento circulante produzido no fígado pode ser ativado através de três vias que resultam na formação de C3 e C5convertases, cuja clivagem ativa C3 em C3a e C3b e C5 em C5a e C5b, respetivamente. Este processo leva à formação do complexo de ataque à membrana (MAC) e à indução das funções clássicas do complemento. Vários reguladores (a vermelho) controlam a ativação do complemento. b) o complemento sistémico protege contra ameaças transmitidas pelo sangue, enquanto a ativação local do complemento derivado de células extra-hepáticas, impulsionada por C3 e C5 segregados por células imunes e não imunes (e subsequente formação extracelular de C3 e C5 convertase), apoia a sobrevivência celular e as respostas efectoras específicas das células de uma forma autócrina e/ou pancrina (não mostrada).c) A ativação do complemento intracelular autónomo nas células imunitárias e não imunitárias pode ocorrer em diferentes localizações subcelulares. Os fragmentos de ativação gerados exercem as suas actividades nos diferentes subcompartimentos celulares e apoiam os processos fisiológicos normais.O CD46 é incluído porque o seu domínio intracelular clivado é considerado um membro do complossoma.Produção de ATP C1-INH,C1 e MASP1/2,MBL inibidor das serina-proteases1 e 2,C3Ar,recetor de C3a,C4BP,proteína de ligação a C4b,C5Ar,recetor de c5,CR1,recetor do complemento 1,ER,retículo endoplasmático,ETC,cadeia de transporte de electrões,F ,fator,MAC complexo de ataque à membrana,MASP1/2 MBL serina proteases1 e 2,MAVS proteína de sinalização antiviral mitocondrial,MBL lectina de ligação à manose ,m TOR alvo mamífero da rapamicina,Mtorc1 mammilian target of rapamycin compelx 1,NLRP3,NOD LRR and pyrindomain -containing protein 3 inflammasome,OXPHOS,oxidative phosphorylation ,PW pathways ,ROS reactive oxygen species _embora os hepatócitos sejam as principais fontes de C3 e C5 segregados e circulantes, também utilizam C3 intracelular intrínseco às células para o controlo homeostático do seu metabolismo lipídico.

Kolve et al 2014 demonstrou que a ativação do complemento e as funções efectoras são mais compartimentadas do que se pensava anteriormente e ocorrem não só extracelularmente, mas também intracelularmente numa vasta gama de populações celulares e tecidos. Este sistema de complemento intracelularmente ativo foi designado por "complossoma"[9] .

Kolve m et al 2015 forneceram provas convincentes de que a atividade do complemento no complossoma, esta localização intracelular recentemente identificada, pode ter funções novas e não canónicas. O complossoma participa ativamente em processos celulares fundamentais, como o metabolismo, a autofagia e a expressão genética[1] . Em consonância com o seu papel substancial na regulação da biologia celular normal, a perturbação das actividades do complossoma está associada a várias doenças humanas prevalecentes, incluindo infecções recorrentes, doenças artríticas, aterosclerose e cancro[11] .

Freiwald et al 2021 sugerem que a desregulação do complemento intracelularmente ativo pode ter um papel proeminente no rim, que é frequentemente afetado pela deposição de complemento, muitas vezes por razões que não são totalmente compreendidas[12] . O sistema do complemento pode eliminar células em minutos, enquanto o sistema imunitário adaptativo necessita de semanas para montar uma resposta imunitária. O conceito de "complótipo" representa o padrão de variantes genéticas nos genes do complemento herdados por um indivíduo, que altera o risco de doenças inflamatórias e infecciosas que envolvem o complemento. Evidências recentes indicam que o complótipo se estende para além da via alternativa, incluindo proteínas activadoras e controladoras de outras vias do complemento. No entanto, devido à natureza em cascata do sistema do complemento e ao envolvimento de numerosas proteínas, produtos de ativação, reguladores positivos e negativos e complexos proteicos transitórios, a identificação de pontos de intervenção promissores e a previsão dos resultados dos ensaios clínicos continuam a ser tarefas difíceis[13] .

REFERÊNCIAS

1. Kolev M, Le Friec G, Kemper C. Complemento - a entrar em novos sítios e sistemas efectores. Nat Rev Immunol. 2014 Dec;14(12):811-20.

2. Glovsky MM Talavera F, Dreskin SC, Kaliner MA. "Distúrbios relacionados ao complemento: Antecedentes, Fisiopatologia, Ativação 8 2019;9:24.

3. Klos A, Tenner AJ, Johswich KO, Ager RR, Reis ES, Köhl J. The role of the anaphylatoxins in health and disease. Mol Immunol. 2009 Sep;46(14):2753-66.

4. Merle NS, Noe R, Halbwachs-Mecarelli L, Fremeaux-Bacchi V, Roumenina LT. Sistema do Complemento Parte II: Papel na Imunidade. Front Immunol. 2015 May 26;6:257.

5. Bayly-Jones C, Bubeck D, Dunstone MA. O mistério por trás da inserção da membrana: uma revisão do complexo de ataque à membrana do complemento. Philos Trans R Soc Lond B Biol Sci. 2017 Ago 5;372(1726):20160221.

6. Hajishengallis G, Maekawa T, Abe T, Hajishengallis E, Lambris JD. Envolvimento do Complemento na Periodontite: Mecanismos Moleculares e Abordagens Terapêuticas Racionais. Adv Exp Med Biol. 2015;865:57-74.

7. Merle NS, Noe R, Halbwachs-Mecarelli L, Fremeaux-Bacchi V, Roumenina LT. Sistema do Complemento Parte II: Papel na Imunidade. Front Immunol. 2015 May 26;6:257.

8. West EE, Kemper C. Complosome - o sistema intracelular do complemento. Nat Rev Nephrol. 2023 Jul;19(7):426-439.

9. Kolev, M., Le Friec, G. & Kemper, C. Complement - tapping into new sites and efector systems. Nat. Rev. Immunol. 2014,14: 811-820.

10.Kolev, M. O complemento regula o influxo de nutrientes e a reprogramação metabólica durante as respostas das células Th1. Immunity 2015, 42: 1033-1047.

11.West, E. E Kolev, M. & Kemper, C. Complement and the regulation of T cell responses. Annu. Rev. Immunol 2018,36: 309-338.

12.Freiwald, T. & Afzali, B. Renal diseases and the role of complement: linking complement toimmune efector pathways and therapeutics. Adv. Immunol. 2021, 152: 1-81.

13.Ricklin D, Mastellos DC, Reis ES, Lambris JD. The renaissance of complement therapeutics (O renascimento da terapêutica do complemento). Nat Rev Nephrol. 2018; 14: 26-47

CAPÍTULO -4 NOMENCLATURA DOS FRAGMENTOS DE PROTEÍNAS DO COMPLEMENTO

Em 1963, foi acordado que os componentes do complemento seriam designados pela letra "C", seguida de um símbolo elevado e de números, sendo os produtos activados indicados pela adição da letra "a" aos símbolos (por exemplo, C1a para C1 ativado e C2a para C2 ativado). Nessa altura, os componentes reconhecidos consistiam nas nove proteínas seguintes: C1, C2, C3, C4, C5, C6, C7, sendo C1 conhecido como um complexo que inclui C1q, C1r e C1s [1].

Em 1981, foi caracterizada uma via inteiramente nova e foram definidas novas proteínas e complexos[2] . Um subcomité do Comité de Nomenclatura da União Internacional das Sociedades de Imunologia formalizou a nomenclatura para a via "alternativa" de ativação do complemento. Em vez de manter a numeração dos aditivos para além do C9, ficou acordado que os componentes desta nova via poderiam ser precisados através de símbolos de letras, para além da proteína C3, que passou a ser partilhada com a via de ativação original. A via originalmente descrita passou a ser conhecida como a via "clássica" de ativação do complemento. Por esta razão, os constituintes da via de oportunidade foram designados por factores B, D, H, I e P mais C3, e os complexos enzimáticos receberam designações que consistem em C3b, Bb e C3b, Bb, C3b, P[3] .

Com a descoberta da via das lectinas e a caraterização de muitos receptores celulares para fragmentos de ativação do complemento, reconhece-se agora que um conjunto inteiramente novo de componentes está relacionado com a ativação e as respostas biológicas ao complemento. Como é uma caraterística de qualquer sistema de descoberta, a nomenclatura utilizada para estes novos aditivos não é uniforme e é regularmente redundante. Consequentemente, o comité foi encarregado de efetuar a primeira avaliação formal da nomenclatura dos suplementos a partir de 1981. O resumo final foi publicado em 1981 e muito se alterou desde então. O complemento é referido como sendo iniciado com a ajuda de 3 vias independentes - as vias clássica, alternativa e das lectinas - e foram descobertas muitas proteínas e receptores novos.

Em 2009, a Sociedade Internacional do Complemento (ICS) e a Rede Europeia do Complemento (ECN) iniciaram um esforço de colaboração para reavaliar a nomenclatura do sistema do complemento. Para facilitar o avanço e a comunicação, tanto na investigação simples como na aplicação clínica dentro do campo, é muito importante padronizar a nomenclatura do complemento. Na sequência de um esforço de colaboração entre a International Complement Society (ICS) e a European Complement Network (ECN) para simplificar e clarificar a nomenclatura do complemento, foi estabelecida em 2014 uma lista de nomes recomendados para as vias do complemento, proteínas, complexos proteicos e receptores[4] .

LISTA DE NOMENCLATURA DOS COMPONENTES DO COMPLEMENTO

De acordo com as recomendações do Comité de Nomenclatura do Complemento da Sociedade Internacional do Complemento (ICS) e da direção da ICS e da Rede Europeia do Complemento (ECN) a partir de 2014, a nomenclatura do complemento foi normalizada.

Quadro 1: Lista de nomenclatura dos componentes do complemento

NOME	COMENTÁRIOS	NOME	COMENTÁRIOS
CAMINHOS		**PROTEÍNAS(CONT.)**	
PC	Percurso clássico	MBL	Lectina de ligação à manose
AP	Via alternativa	Ficolina-1	Ficolin M
LP	Via das lectinas	Ficolina-2	Ficolin L
TP	Via terminal (C5, C6, C7, C8, C9)	Ficolina-3	Ficolin H
PROTEÍNAS		MASP-1	Serina protease 1 associada a MBL
C1	Complexo de C1q,2C1r,2C1s	MASP-2	Serina protease 2 associada a MBL

C1q		MASP-3	Serina protease 3 associada a MBL
C1r		FHL-1	Fator H-like protein 1
C1s		FHR-1	Proteína 1 relacionada com o fator H
C1-INH	Inibidor da C1 Esterase	FHR-2	Proteína 2 relacionada com o fator H
C2		FHR-3	Relacionado com o fator H
NOME	**COMENTÁRIO**	**NOME**	**COMENTÁRIO**
PROTEÍNAS		**PROTEÍNAS**	
C3		FHR-4	Proteína 4 relacionada com o fator H
C3(H2O)	Forma tioéster-hidrolisada do C3	FHR-5	Proteína 5 relacionada com o fator H
C3a	Anafilatoxina forma C3	CD59	Protectina, fator de restrição homólogo
C3b		C5b6	Complexo da via terminal C5b +C6
ic3b	C3b inactivado	C5b-7	Complexo da via terminal C5b 6+C7
C3dg		C5b-8	Complexo da via terminal C5b-7 +C8
C4		C5b-9	Complexo completo da via terminal
C4a		sC5b-7	C5b-9 solúvel com Vn ligado
C4a-desArg	C4a sem Arginina C-terminal	C3bBb	AP C3 convertase

C4b		C3bBbp	AP C3 convertase com properdina
C4d		C3bBbC3b	AP C3/C5 convertase
C4BP	Proteína de ligação C4b	C4BP-Proteína S	C4BP ligado à proteína S
NOME	**COMENTÁRIO**	**NOME**	**COMENTÁRIO**
PROTEÍNAS		**RECEPTORES**	
C5		CR1	CD35, recetor C3b/C4b
C5a	Anafilatoxina de C5	CR2	CD21, recetor de C3d
C5b		CR3	Complexo CD11b/ CD18
C6		CR4	Complexo CD11C/ CD18
C7		C3aR	Pedido de número de CD
C8		C5aR1	C5Ar, CD88
C9		C5aR2	C5L2, solicitando o número de CD
Vn	Vitronectina, proteína S, S40	CRIg	Recetor do complemento da família Ig
FB	Fator B	C1qR	
FD	Fator D	gC1qR	Reconhece domínios globulares
FH	Fator H	CclqR	Reconhece o domínio do colagénio, calreticulina

FI	Fator I	LHR	Repetição homóloga longa (CR1)

NOMENCLATURA ACTUALIZADA DOS COMPLEMENTOS 2019

PROTEÍNAS
C2a Pequeno fragmento de clivagem de C2
C2b Grande fragmento de clivagem da enzima C2
CLU Clusterina (ApoJ, Sp40,40)
Properdin
COMPLEXOS PROTEICOS
C1 C1qr2s2
C1 ativado Complexo ativado (contendo C1s activados/clivados)
CAMINHO DE LECTINA
CL-10 Coleção -10
CL-11 Coleção-11
MAP-1 Anteriormente Mapa44
MAP-2 Anteriormente Map19, sMAP

REFERÊNCIAS

1. Ricklin D, Mastellos DC, Reis ES, Lambris JD. The renaissance of complement therapeutics (O renascimento da terapêutica do complemento). Nat Rev Nephrol. 2018 Jan;14(1):26-47.
2. Kemper C, Pangburn MK, Fishelson Z. Nomenclatura do complemento 2014. Mol Immunol. 2014 Oct;61(2):56-8.
3. Rapp HJ, Borsos T. Complement and Hemolysis (Complemento e Hemólise). Science. 1963 Aug 23;141(3582):738-40.
4. Comité de Nomenclatura da União Internacional de Bioquímica (NC-IUB). Nomenclatura das enzimas. Recomendações 1978. Suplemento 2: Correcções e adições. Eur J Biochem. 1981 Jun 1;116(3):423-35.

CAPÍTULO 5 PROTEÍNAS DO SISTEMA COMPLEMENTO E SUAS FUNÇÕES BIOLÓGICAS

Proteína de ligação ao C4b (Proteína rica em prolina) - A proteína de ligação ao C4b regula a via clássica de ativação do complemento ligando-se ao componente C4b, inibindo assim a formação do complexo da convertase C3 (C4b2b) e acelerando a sua decomposição. Além disso, actua como um cofator na proteólise de C4b mediada pelo fator I do complemento. [1].

Glicoproteína CD59 - A CD59 é um potente inibidor do complexo de ataque à membrana do complemento. Liga-se ao complemento C8 e/ou C9, impedindo a incorporação de múltiplas moléculas C9 necessárias para formar o poro osmótico. [2].

Componente ativador do complemento (serina protease 1 de lectina de ligação ao manano, EC 3.4.21.) - A MASP-1 tem uma função crucial na ativação do complemento, clivando os componentes C2 e C4 do complemento, iniciando assim a ativação da cascata do complemento. O subcomponente C1q do complemento inicia a via clássica de ativação do complemento ligando-se através das suas cabeças globulares a IgG e IgM, activando subsequentemente os subcomponentes C1r e C1s do componente C1 do complemento.

Subcomponente do complemento C1r (EC 3.4.21.41) - C1r interage com C1s para formar um tetrâmero dependente de Ca2+ (C1s-C1r-C1r-C1s) que interage com C1q para formar C1 (C1qC1r2C1s2). A ligação de C1 a um ativador leva à auto-ativação de C1r e à ativação de C1s por C1r. O principal inibidor fisiológico é o inibidor de C1 da serpina protease plasmática.

Subcomponente C1s do complemento (C1 esterase; EC 3.4.21.42) - C1s forma com C1r um tetrâmero dependente de Ca2+ (C1s-C1r-C1r-C1s) que interage com C1q para formar C1 (C1qC1r2C1s2). Os C1s activados activam o complemento C2 e C4. A atividade de C1 é regulada pelo inibidor da protease C1 plasmática .[3]

Complemento C2 (C3/C5 convertase; EC 3.4.21.43) - A C2 activada cliva a cadeia a do componente C3 em C3a e C3b e a cadeia a do componente C5 em C5a e C5b.

Anafilatoxina do complemento C3/C3a - Através da sua ligação reactiva de tioéster, o C3b ativo pode ligar-se covalentemente a hidratos de carbono nas superfícies celulares e a agregados imunes. O C3b tem a capacidade de iniciar a formação do complexo de ataque à membrana C5b-C9 (MAC). Além disso, a anafilatoxina C3a serve como mediador de processos inflamatórios locais, induzindo a contração do músculo liso, aumentando a permeabilidade vascular e provocando a libertação de histamina dos mastócitos. [4].

Anafilatoxina do complemento C4/C4a - A C4b é um componente crucial das enzimas C3 convertase (C4b2b) e C5 convertase (C3b4b2b) na via clássica do complemento. Através da sua ligação reactiva de tioéster, a C4b ativa pode ligar-se covalentemente a superfícies celulares activas. A anafilatoxina C3a actua como mediador nos processos inflamatórios locais, desencadeando a contração do músculo liso, aumentando a permeabilidade vascular e induzindo a libertação de histamina dos mastócitos.

Anafilatoxina C5/C5a do complemento - A geração de C5b desencadeia a montagem espontânea dos componentes C5b-C9 do complemento tardio no complexo de ataque à membrana (MAC). O complexo C5b-C6 serve de base para a formação do complexo lítico. A anafilatoxina C5a actua como mediador nos processos inflamatórios locais, provocando a contração do músculo liso, aumentando a permeabilidade vascular e promovendo a libertação de histamina dos mastócitos. A C5a participa igualmente na quimiocinese e na quimiotaxia. 5.

Componente do complemento C6 - O C5b liga-se à região C-terminal do C6 que contém dois módulos sushi/CCP/SCR e dois módulos do fator I de controlo do complemento, dando origem ao complexo solúvel C5b,6 que constitui o núcleo para a montagem do complexo lítico.

Componente do complemento C7 - O C7 combina-se com os complexos C5b, 6 para formar o complexo C5b,6,7 que tem a capacidade de se ligar às membranas celulares. Este complexo é a base para a formação do complexo de ataque à membrana C5b-C9 .[5]

Componente do complemento C8 - O C8 combina-se com os complexos C5b, 6, 7 para formar o complexo C5b,6,7,8, que por sua vez se liga ao C9 e actua como catalisador na reação de polimerização do C9. A glicoproteína membranar CD59, ancorada em GPI, liga-se a C8 e/ou C9, protegendo a célula hospedeira da lise mediada pelo complemento[6] .

Componente C9 do complemento - O complexo C5b,6,7,8 pode associar-se a até 18 moléculas C9 para criar o complexo de ataque à membrana (MAC). Este conjunto cilíndrico tem a capacidade de penetrar na bicamada lipídica, formando um canal transmembranar que, em última análise, conduz à morte celular. A clusterina e a vitronectina inibem o complexo C5b-C9 nascente formado na fase fluida. [6]

Fator acelerador do decaimento do complemento (antigénio CD55) - O DAF regula a enzima central do sistema do complemento, a C3 convertase, através da dissociação (decaimento) de C2b de C4b2b e Bb de C3bBb, protegendo assim as células de danos.

Fator **B do complemento (C3/C5 convertase; EC 3.4.21.47)** - O fator B é a enzima central da via alternativa de ativação do complemento. A C3/C5 convertase (C3bBb) cliva os componentes do complemento C3 e C5, libertando as anafilatoxinas C3a e C5a, respetivamente. O fator H do complemento inibe a atividade biológica da C3bBb ao acelerar a libertação de Bb do complexo . [7]

Fator **D do complemento (ativador da C3 convertase; EC 3.4.21.46)** - O fator D cliva o fator B quando este se liga ao fator C3b, que se torna então a C3 convertase (C3bBb) da via alternativa. A função do fator B é análoga à do subcomponente C1s do complemento da via clássica . [8]

Fator **H do complemento** - O fator H é a principal proteína solúvel que regula a formação e a estabilidade do complexo protease C3bBb (C3 convertase) e está envolvido como cofator na inativação de C3b pelo fator I do complemento.

Fator **I do complemento (inactivador de C3b/C4b; EC 3.4.21.45)** - O fator I cliva e inativa os subcomponentes do complemento C3b e C4b e os seus produtos de degradação, interrompendo assim a ativação do complemento. A presença dos cofactores proteína de ligação ao C4 e fator H do complemento é necessária para o processo de inativação.

Recetor do complemento tipo 1 (recetor C3b/C4b) - O CR1 desempenha um papel fundamental na regulação da cascata do complemento. O CR1 liga-se ao C3b e ao C4b de forma reversível e actua como um cofator para a sua decomposição, estando predominantemente envolvido na eliminação de complexos imunes.

O recetor do complemento tipo 2 - CR2 funciona como um recetor para a região C3d do componente C3 do complemento, contribuindo para a regulação da cascata do complemento. A proteína C reactiva (PCR) desempenha várias funções relacionadas com a defesa do hospedeiro, incluindo a ativação do complemento. Após lesão tecidular e infeção, a PCR actua como um reagente de fase aguda, levando a um aumento significativo dos níveis plasmáticos, por vezes até mil vezes superior.

Serina protease 2 da lectina de ligação à manose **(EC 3.4.21.)** - A MASP-2 desempenha um papel importante na ativação do complemento através da lectina de ligação à manose. A MASP-2 activada cliva os componentes C2 e C4 do complemento, resultando na sua ativação e na subsequente formação da C3 convertase.

Proteína C de ligação à manose (lectina de ligação à manose) - A MBP-C liga-se à manose e à N-acetilglucosamina na presença de cálcio. É capaz de acolher a defesa contra agentes patogénicos através da ativação do sistema clássico do complemento, independentemente dos anticorpos.

Proteína cofactora de membrana (antigénio CD46) - A MCP possui atividade cofactora no processo de inativação de C3b e C4b pelo fator I, estando assim envolvida na regulação do sistema do complemento ao nível da C3 convertase .[9]

Perforina 1 (citolisina) - Na presença de iões de cálcio, a perforina pode polimerizar-se em túbulos transmembranares e, por conseguinte, é capaz de lisar a membrana das células-alvo de forma não específica.

Properdina (Fator P) - A properdina é um regulador positivo da via alternativa do sistema do complemento. Liga-se e estabiliza os complexos enzimáticos da C3- e da C5- convertase

REFERÊNCIAS

1. Rawal N, Pangburn MK. Role of the C3b-binding site on C4b-binding protein in regulating classical pathway C5 convertase. Mol Immunol. 2007 Feb;44(6):1105-14.
2. Couves EC, Gardner S, Voisin TB, Bickel JK, Stansfeld PJ, Tate EW, Bubeck D. Base estrutural para a inibição do complexo de ataque à membrana por CD59. Nat Commun. 2023 Feb 16;14(1):890.
3. Rossi V, Bally I, Lacroix M, Arlaud GJ, Thielens NM. Componentes clássicos da via do complemento C1r e C1s: purificação do soro humano e na forma recombinante e caraterização funcional. Métodos Mol Biol. 2014;1100:43-60.
4. Arvind Sahu Estrutura e biologia da proteína do complemento C3, um elo de ligação entre a imunidade inata e adquirida Immunological Reviews 2023 180(1):35 - 48.
5. Nesargikar PN, Spiller B, Chavez R. The complement system: history, pathways, cascade and inhibitors. Eur J Microbiol Immunol (Bp). 2012 Jun;2(2):103-11.
6. Müller-Eberhard HJ. Formação de canais transmembranares por cinco proteínas do complemento Biochem Soc Symp . 1985:50:235-46.
7. Kerr MA. Fator humano B. Methods Enzymol. 1981;80 Pt C:102-12.
8. Lesavre PH, Müller-Eberhard HJ. Mecanismo de ação do fator D da via alternativa do complemento. J Exp Med. 1978 Dec 1;148(6):1498-509.
9. Barilla-LaBarca ML, Liszewski MK, Lambris JD, Hourcade D, Atkinson JP. Role of membrane cofator protein (CD46) in regulation of C4b and C3b deposited on cells. J Immunol. 2002 Jun 15;168(12):6298-304.

CAPÍTULO 6 ACTIVAÇÃO DA VIA DO COMPLEMENTO

O sistema do complemento pode ser iniciado por três vias distintas, consoante o contexto.

1. A via clássica, que é um componente da resposta imunitária adaptativa humoral, é desencadeada por anticorpos e pela formação de complexos antigénio-anticorpo.

2. A via alternativa, pertencente à resposta imune inata, é activada quando um componente do complemento espontaneamente ativado se liga à superfície de um agente patogénico.

3. A via das lectinas é iniciada por proteínas séricas que se ligam a proteínas que contêm manose ou a hidratos de carbono presentes na superfície de bactérias ou vírus .[1]

A ativação do sistema do complemento resulta em três eventos primários :[2]

1. Atração de células inflamatórias.
2. Opsonização de agentes patogénicos.
3. Destruição de agentes patogénicos.

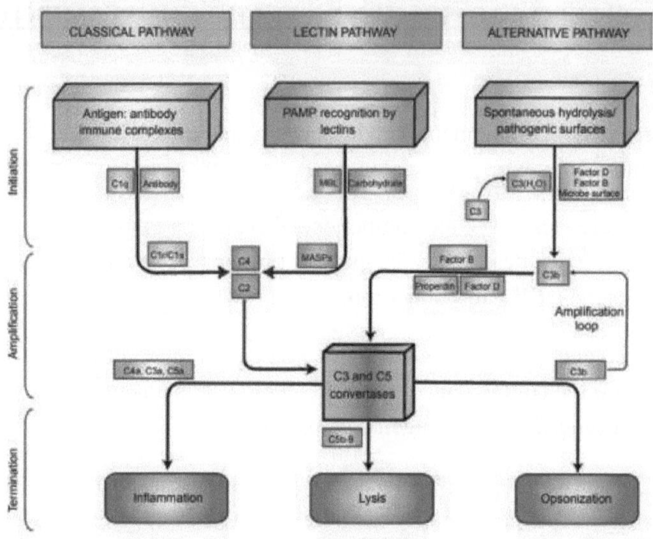

Figura 1: **A via do complemento O complemento pode ser ativado através de três vias: clássica, da lectina e alternativa.** A via clássica é activada quando C1q se liga a um anticorpo ligado a um antigénio, activando C1r e C1s, que clivam C4 e C2. A via da lectina é activada quando a lectina de ligação à manose (MBL) encontra motivos de hidratos de carbono patogénicos conservados, activando as serino-proteases associadas à MBL (MASPs) e clivando novamente C4 e C2.C4 e C2 são produtos de clivagem da via clássica e da via das lectinas, a C3 convertase,C4bC2a, que clivaC3 em C3b e C3a. Uma segunda molécula de C3b pode associar-se a c4bc2a para formar a C5 convertase das vias clássica e das lectinas, C4bC2aC3b. A via alternativa (AP) é activada quando o C3 sofre uma hidrólise espontânea e forma a C3 convertase AP inicial (C3BbB) e a C5 convertase AP (C3bBbC3b). A prósperdina facilita a ativação da AP através da estabilização das conversases AP. As três vias culminam na formação das convertases, que por sua vez geram os principais efectores do sistema do complemento: anafilatoxinas (C4 a/C3a/C5a), o complexo de ataque à membrana (MAC) e opsoninas (C3b). As anafilatoxinas são potentes moléculas pró-inflamatórias derivadas da clivagem de C4, C3 e C5. O MAC é o conjunto terminal dos componentes do complemento C5b a C9, que podem lisar diretamente as superfícies visadas. O C3b induz a fagocitose de alvos opsonizados e serve também

para amplificar a ativação do complemento através do AP. (fig. cortesia de Jason R Dunkelberger , Wen-Chao Song 2010)

Percurso clássico

A via clássica (PC) é desencadeada pela ligação de anticorpos IgM ou IgG a antigénios, sendo a IgG3 a que apresenta maior reatividade, seguida da IgG1 e da IgG2, enquanto a IgG4 apresenta uma reatividade mínima. Quando os complexos se ligam ao C1q, a primeira proteína da cascata, activam o C1r, que subsequentemente cliva o C1s. Inicialmente identificada como C1-esterase, a C1s desempenha um papel crucial neste processo. A atividade de C1r e C1s é regulada no plasma pelo inibidor da serina protease, o inibidor da C1-esterase (C1-Inh)[3] .

Após a ativação de C1, as próximas proteínas da via clássica (PC) a serem activadas são os seus substratos: os componentes C4 e C2. O C4 é uma proteína sérica importante com caraterísticas distintas. Nomeadamente, existem duas formas de circulação do C4: C4A e C4B, que se distinguem pelo seu comportamento como ácido ou básico na separação imunoelectroforética.

Os genes que codificam C4A e C4B estão localizados no cromossoma 6, na região de classe III do complexo principal de histocompatibilidade, juntamente com os genes para C2 e fator B da via alternativa. As moléculas de C4 são sintetizadas principalmente no fígado como uma cadeia única. Após modificação pós-traducional, o C4 maduro compreende três cadeias (alfa, beta e gama) ligadas por ligações dissulfureto. A cadeia alfa aloja uma ligação tioéster interna crucial para uma das funções primárias do C4: opsonização[4] . A C3 serve como a principal opsonina do complemento, partilhando a ligação tioéster, uma propriedade que facilita muitas reacções do complemento .[5]

A C3 convertase é gerada a partir de fragmentos de C4 e C2 após clivagem por C1s. Em primeiro lugar, a clivagem de C4 liberta um pequeno fragmento, C4a, da extremidade N-terminal da cadeia alfa de C4, fazendo com que o fragmento maior, C4b, se reconfigure de uma forma que expõe a ligação tioéster e proporciona uma capacidade transitória para C4b se ligar covalentemente a nucleófilos aceitadores próximos.

A ligação é, em geral, inespecífica, mas para o C4b do haplótipo C4A, a ligação preferencial é aos grupos amino, enquanto o C4b do haplótipo C4B se liga melhor aos grupos hidroxilo[6] . O C4b ligado covalentemente a células, proteínas, bactérias, partículas de vírus e outras partículas actua como uma âncora à qual os fagócitos, linfócitos e outras células necrófagas com receptores C3/C4 de membrana se podem ligar, aumentando a eficiência com que estas partículas revestidas de C4b são eliminadas. A meia-vida do tioéster é de apenas alguns segundos, pelo que o número de fragmentos de C4b ligados ao alvo é limitado pela taxa de difusão das proteínas. Esta limitação de tempo também garante que o C4b (ou C3b) é depositado no local de ativação num aglomerado ao qual o fagócito pode conseguir múltiplas ligações, aumentando assim a avidez da ligação.

O C4b ligado à superfície serve também como local de formação da C3 convertase. O C2 pode ligar-se livremente ao C4b ligado à superfície numa reação dependente do magnésio, formando C4bC2, que é enzimaticamente inativo até que o C1s cliva o C2, libertando o C2b inativo para a fase fluida e deixando o C2a ligado de forma mais estável ao C4b. C2a forma a unidade catalítica da C3 convertase, C4bC2a, enquanto C4b actua como seu cofator. A reação tem um curto período de tempo para ocorrer. O C4b deposita-se perto do local onde foi formado quando clivado pelo C1s, e o C2 tem de se ligar ao C4b enquanto o C1s ainda está próximo para ser clivado por ele. C1-Inh também se encontra na vizinhança e compete com C2 por C1s. Se o C1-Inh capturar os C1s antes de clivar o C2, o complexo C4bC2, que se encontra fracamente ligado, degrada-se. A atividade enzimática do C4bC2a tem uma meia-vida de cerca de 2 a 8 minutos antes de se degradar. É esta instabilidade inerente que actua como um dos principais controlos da PC e contribui para as limitações da quantidade de conversão de C3 que pode atingir[7] .

Enquanto o C3a actua como um recrutador de células inflamatórias (anafilatoxina), o C3b liga-se ao complexo C4b2a para formar a C5 convertase (C4b2a3b). A C5 convertase desencadeia a montagem do Complexo de Ataque à Membrana (MAC), que se insere na membrana, criando poros funcionais nas membranas bacterianas, resultando, em última análise, na lise bacteriana. [8] .

A via clássica pode também ser activada por outros sinais de perigo, como a proteína C reactiva, proteínas virais, polianiões, células apoptóticas e amiloide, fornecendo assim provas de que a via clássica pode ser activada independentemente dos anticorpos[9] .

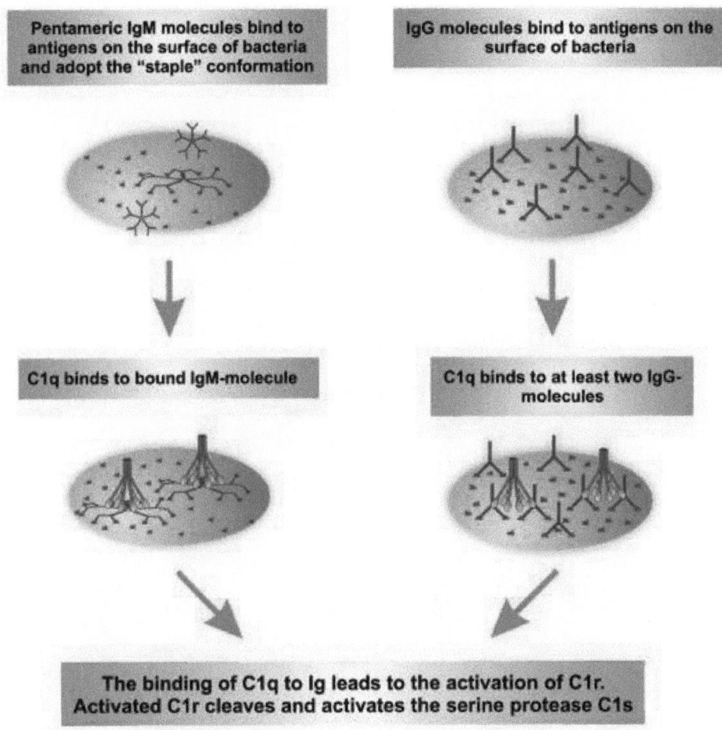

Figura 2: Ativação da via clássica

O C1q liga-se quer à IgM pentamérica na sua conformação "básica", quer a pelo menos duas moléculas de IgG na superfície dos agentes patogénicos, o que leva à ativação do C1r e à subsequente ativação do C1s.

QUADRO 1: Caraterísticas dos componentes da via clássica do sistema do complemento

Component	Mass (kDa)[a]	Concentration (mg/l)[b]	Function
C1: $C1qC1r_2C1s_2$	750		Initiation of complement activation
C1q: 6 C1qA, B, C of each	460	70–180	Binding of IgM or IgG
C1q: A–B dimer	52.8		C1q subcomponent
C1q: C–C dimer	47.6		C1q subcomponent
$C1r_2$	173	100	Zymogen
$C1s_2$ (C1 esterase)	155	30	Zymogen
C2 (C3/C5 convertase)	85	15	Zymogen
C2a			Precursor of vasoactive C2-kinins
C2b			Serine protease
C3	185	1000–2000	Precursor; key component complement
C3a anaphylatoxin			Inflammatory mediator
C3b			Binding to pathogen surface
C4	202	200–600	Precursor
C4a anaphylatoxin			Inflammatory mediator
C4b			Binding to pathogen surface

[a]Values obtained by either SDS-PAGE or sedimentation equilibrium.
[b]Represent average values.

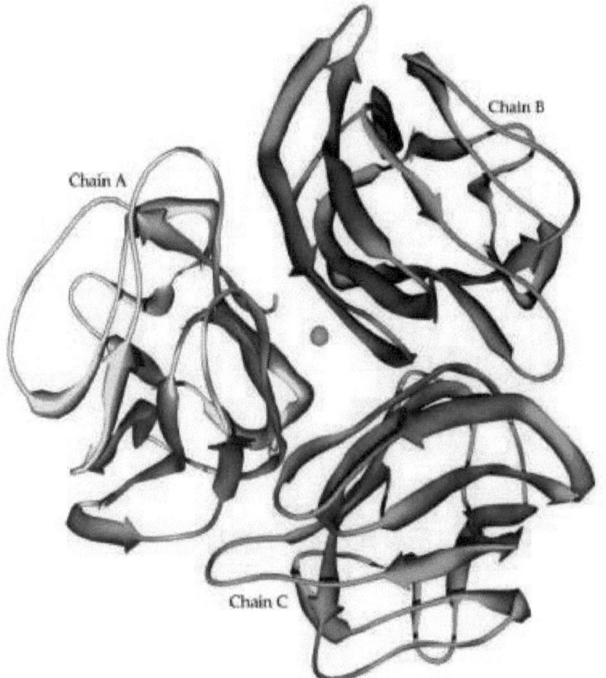

Figura 3: Estrutura 3D do domínio globular C1q de C1q .

O heteroímero dos domínios globulares C1q das cadeias A (amarelo), B (verde) e C (azul) apresenta uma estrutura compacta quase esférica e o Ca2+ (bola cor-de-rosa) está localizado no topo do conjunto

Via alternativa

Cinquenta anos após a descoberta da via de ativação clássica, Pillemer et al propuseram uma via de ativação alternativa altamente controversa[10]. Inicialmente, a hipótese de Pillemer foi rejeitada pela comunidade científica e só foi fundamentada e aceite mais de uma década depois. Pillemer propôs a sua hipótese com base em observações de que o sistema do complemento podia ser ativado pela ligação direta de bactérias e leveduras, independentemente da interação de anticorpos. Inicialmente designada por "via da properdina", é atualmente conhecida como via alternativa. [11].

A via alternativa não é tanto uma via de ativação, mas sim uma incapacidade de regular a formação contínua de baixo nível de uma C3 convertase solúvel. A ligação tioéster interna do C3 é altamente reactiva e sofre hidrólise espontânea, resultando numa molécula conhecida como C3 (H2O) que se assemelha ao C3b. Esta pode então ligar-se ao fator B e ser transformada numa C3 convertase solúvel de curta duração que pode gerar mais C3b. Se este C3b se ligar a uma superfície próxima que seja incapaz de o inativar (como células de bactérias/leveduras ou tecidos hospedeiros danificados), isto leva à amplificação da via alternativa[12].

A presença de reguladores do complemento nas células saudáveis assegura que a hidrólise espontânea do C3 é mantida sob controlo. A ativação do C3 tem lugar quando o C3b se liga ao fator B e é depois clivado pelo fator D (um processo que é estabilizado por iões de magnésio e properdina)[13]. A ação enzimática do fator D actua como passo limitador da via alternativa e cliva o fator B, cujo fragmento maior permanece ligado ao C3b para formar a via alternativa C3 convertase-C3bBb[14]. O C3b pode criar uma nova C3 convertase na presença dos factores B e D, actuando assim como um "ciclo de amplificação" para outras vias, bem como para a via alternativa[15]. A via alternativa omite os componentes C1, C2 e C4.

Quadro 2: Caraterísticas dos componentes da via alternativa do sistema do complemento

Component	Mass (kDa)[a]	Concentration [mg/l][b]	Function
C3	185	1000–2000	Key component complement activation
C3a anaphylatoxin			Inflammatory mediator
C3b			Binding to pathogen surface
Factor B (C3/C5 convertase)	93	210	Zymogen
Ba			Unknown
Bb	60		Serine protease
Factor D (C3 convertase activator)	24	2	Zymogen

[a]Values obtained by either SDS-PAGE or sedimentation equilibrium.
[b]Represent average values.

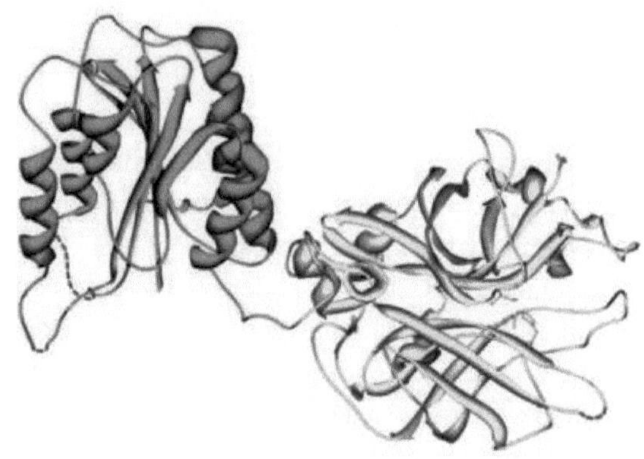

Figura 4: Estrutura 3D do fragmento Bb do fator B.

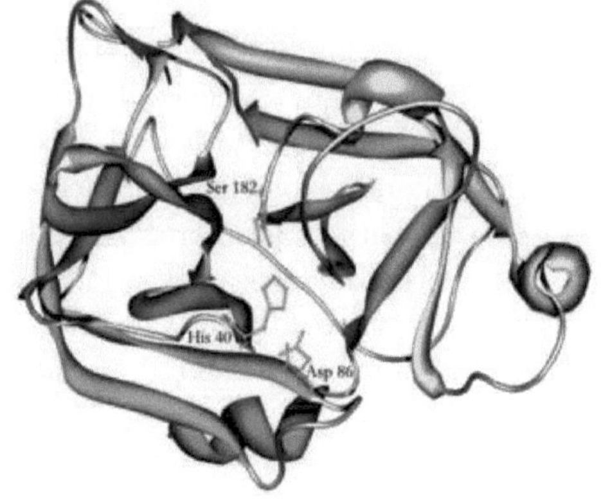

Figura 5: Estrutura 3D do pró-forma do fator D .

Via das Lectinas

Quarenta anos após a proposta da via alternativa, foi descoberta a via MBL (mannosebinding lectin)/MASP (MBL-associated serine protease). Esta via foi caracterizada utilizando proteínas isoladas do fígado e do soro de coelho, mas a sua função permaneceu inicialmente pouco clara[16] . Estão presentes duas formas de MBL (MBL-A e -C) nos roedores, em comparação com uma única forma nos seres humanos. Estudos que relacionam a deficiência da proteína MBL com imunodeficiências em crianças levaram ao seu reconhecimento como um importante ativador do sistema do complemento[17] .

As moléculas que iniciam esta via são as colecções (MBL e ficolina), que são complexos de lectinas multiméricas. Estes ligam-se a padrões específicos de hidratos de carbono pouco comuns no hospedeiro, levando à ativação da via através da atividade enzimática da MASP[18] . Existem semelhanças estruturais entre os complexos MBL e C1 (MBL- com serina proteases associadas ao C1q, MASP-1 e MASP-2 com C1r e C1s, respetivamente), levando a crer que a ativação do complemento pelos complexos MBL e C1 são semelhantes[19] . A MASP-2 cliva1, C4 e C2 para formar C3 convertase, enquanto a MASP-1 pode clivar C3 diretamente, contornando o complexo C4b2a, embora a um ritmo muito lento[20] . Foi demonstrado que outra serina protease, a MASP-3, regula negativamente a atividade de clivagem de C4 e C2 da MASP-2[21] .

Após a caraterização inicial da MBL, foi demonstrado que 3 outras lectinas (conhecidas como ficolinas) interagem com a MASP: ficolina-1 (ou M-ficolina), ficolina-2 (ou L-ficolina) e ficolina-3 (ou H-ficolina ou antigénio Hakata). As ficolinas activam a via das lectinas através da formação de complexos activos com MASP[22] . Mais recentemente, foi demonstrado que uma nova lectina de tipo C (CL-11) interage com MASP-1 e/ou MASP-3 e pode ativar a via da lectina[23] .

Quadro 3: caraterísticas dos componentes terminais do sistema complementar

Componente	Massa (kDa)	Concentração (mg/l)[b]	Função
C5	190	75	Precursor
Anafilatoxina C5a			Mediador inflamatório
C5b	179		Complexo de ataque de mediadores inflamatórios
C6	105	50	Ligação C5b
C7	97	55	Ligação C5b,6
C8	151	80	Ligação C5b,6,7
C9	71	60	Ligação de C5b,6,7,8 e polimerização

Novas vias de ativação

Verificou-se que várias serino-proteases do sistema de coagulação activam o complemento, sugerindo que os factores de coagulação, como o FXa, o FXIa e a plasmina, podem clivar tanto o C5 como o C3, levando à produção das anafilatoxinas C5a e C3a[24] . Além disso, estudos indicaram que os factores FVIII e von Willebrand apresentam atividade de lectina[25] . Por outro lado, sabe-se que os factores do complemento também interagem com o sistema de coagulação[26] . Por exemplo, foi demonstrado que o inibidor C1 inibe a via de coagulação endógena, enquanto o C5a induz a atividade do fator tecidular nas células endoteliais[27] . Além disso, certas células individuais foram implicadas na ativação de componentes específicos da via do complemento.

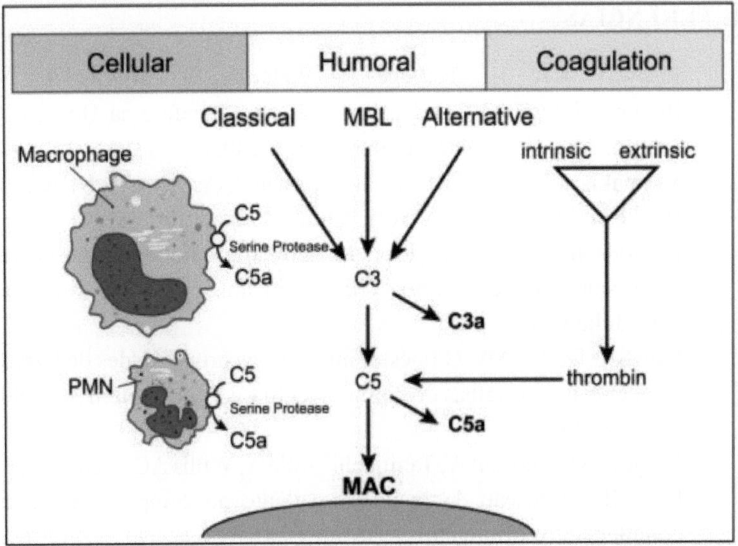

Figura 6: As vias estabelecidas de ativação do complemento associadas à nova via de ativação e a interação entre as células e a cascata de coagulação com o sistema do complemento

Huber-Lang et al., 2002, demonstraram que as células fagocíticas, em especial os macrófagos pulmonares, possuem a capacidade de gerar C5a a partir de C5 independentemente do sistema de complemento plasmático, utilizando serino-proteases ligadas às células[28] . A proteína C-reactiva, um reagente de fase aguda, é capaz de ativar a via clássica do sistema do complemento, e o seu envolvimento na lesão de isquemia-reperfusão (IRI) mediada pelo complemento foi evidenciado em modelos animais de IRI intestinal e miocárdica[29] . Do mesmo modo, foi demonstrado que a interação entre o complemento e os receptores toll-like ocorre através de proteínas quinases activadas por mitogénio em cenários de IRI renal .[30]

REFERÊNCIAS

1. Janeway CA Jr, Travers P, Walport M, Shlomchik M. Immunobiology: O Sistema Imunitário na Saúde e na Doença. 6ª Edição. New York: Garland Publishing, 2005.
2. Volanakis JE, Frank MM. The Human Complement System in Health and Disease. New York: Marcel Dekker Inc. 1998.
3. Donaldson VH, Evans RR. Uma anomalia bioquímica no edema angioneurótico hereditário. The American Journal of Medicine. 1963 Jul;35(1):37-44.
4. Law SK, Dodds AW. O tioéster interno e as propriedades de ligação covalente das proteínas do complemento C3 e C4. Protein Sci. 1997 Feb;6(2):263-74.
5. Gadjeva M, Dodds AW, Taniguchi-Sidle A, Willis AC, Isenman DE, Law SK. A reação de ligação covalente do componente C3 do complemento. J Immunol. 1998 Jul 15;161(2):985-90.
6. Isenman DE, Young JR. The molecular basis for the difference in immune hemolysis activity of the Chido and Rodgers isotypes of human complement component C4. J Immunol. 1984 Jun;132(6):3019-27.
7. Gigli I, Sorvillo J, Halbwachs-Mecarelli L. Regulation and deregulation of the fluid-phase classical pathway C3 convertase. J Immunol. 1985 Jul;135(1):440-4.
8. Morgan BP. Regulação da via de ataque à membrana do complemento. Crit Rev Immunol. 1999;19(3):173-98.
9. Barrington R, Zhang M, Fischer M, Carroll MC. O papel do complemento na inflamação e na imunidade adaptativa. Immunol Rev. 2001 Apr;180:5-15.
10. Pillemer L, Blum L, Lepow Ih, Ross Oa, Todd Ew, Wardlaw Ac. O sistema Properdin e a imunidade. I. Demonstração e isolamento de uma nova proteína do soro, a properdina, e o seu papel nos fenómenos imunitários. Science. 1954 Aug 20;120(3112):279-285
11. Thurman JM, Holers VM. The central role of the alternative complement pathway in human disease (O papel central da via alternativa do complemento na doença humana). J Immunol. 2006 Feb 1;176(3):1305-10.

12. Ganter MT, Brohi K, Cohen MJ, Shaffer LA, Walsh MC, Stahl GL, Pittet JF. Role of the alternative pathway in the early complement activation following major trauma. Shock. 2007 Jul;28(1):29-34.
13. iepenhorst GM, van Gulik TM, Hack CE. Complement-mediated ischemia-reperfusion injury: lessons learned from animal and clinical studies. Ann Surg. 2009 Jun;249(6):889-99.
14. Stahl GL, Xu Y, Hao L, Miller M, Buras JA, Fung M, Zhao H. Role for the alternative complement pathway in ischemia/reperfusion injury. Am J Pathol. 2003 Feb;162(2):449-55.
15. Ehrnthaller C, Ignatius A, Gebhard F, Huber-Lang M. New insights of an old defense system: structure, function, and clinical relevance of the complement system. Mol Med. 2011 Mar-Abr;17(3-4):317-29.
16. Kawasaki T, Etoh R, Yamashina I. Isolamento e caraterização de uma proteína de ligação a mananos do fígado de coelho. Biochem Biophys Res Commun. 1978 Apr 14;81(3):1018-24.
17. Garred P, Thiel S, Madsen HO, Ryder LP, Jensenius JC, Svejgaard A. Deficiência da proteína de ligação ao manano - um síndroma de defeito do complemento recentemente descoberto. Ugeskr Laeger. 1993 Jan 4;155(1):25-9.
18. Diepenhorst GM, van Gulik TM, Hack CE. Complement-mediated ischemia-reperfusion injury: lessons learned from animal and clinical studies. Ann Surg. 2009 Jun;249(6):889-99.
19. Vorup-Jensen T, Petersen SV, Hansen AG, Poulsen K, Schwaeble W, Sim RB, Reid KB, Davis SJ, Thiel S, Jensenius JC. Distinct pathways of mannan-binding lectin (MBL) - and C1-complex autoactivation revealed by reconstitution of MBL with recombinant MBL-associated serine protease-2. J Immunol. 2000 Aug 15;165(4):2093-100.
20. Hajela K, Kojima M, Ambrus G, Wong KH, Moffatt BE, Ferluga J, Hajela S, Gál P, Sim RB. The biological functions of MBL-associated serine proteases (MASPs). Immunobiology. 2002 Sep;205(4-5):467-75.
21. Dahl MR, Thiel S, Matsushita M, Fujita T, Willis AC, Christensen T, Vorup-Jensen T, Jensenius JC. MASP-3 e a sua associação com complexos distintos da via de ativação do complemento da lectina de ligação ao mananol. Immunity. 2001 Jul;15(1):127-35.

22. Matsushita M, Endo Y, Hamasaki N, Fujita T. Ativação da via do complemento da lectina pelas ficolinas. Int Immunopharmacol. 2001 Mar;1(3):359-63.
23. Hansen S, Selman L, Palaniyar N, Ziegler K, Brandt J, Kliem A, Jonasson M, Skjoedt MO, Nielsen O, Hartshorn K, Jørgensen TJ, Skjødt K, Holmskov U. Collectin 11 (CL-11, CL-K1) is a MASP-1/3-associated plasma collectin with microbial-binding activity. J Immunol. 2010 Nov 15;185(10):6096-104.
24. Amara U, Rittirsch D, Flierl M, Bruckner U, Klos A, Gebhard F, Lambris JD, Huber-Lang M. Interação entre o sistema de coagulação e o sistema de complemento. Adv Exp Med Biol. 2008;632:71-9.
25. Santizo F, Zenteno E, Pina-Canseco S, Hernandez-Cruz P, Cruz MM, Mayoral LP, Pérez-Campos E, Martínez-Cruz R. Lectin activity of the coagulation fator VIII/von Willebrand complex. Tohoku J Exp Med. 2009 Mar;217(3):209-15.
26. Davis AE 3º. Efeitos biológicos do inibidor de C1. Drug News Perspect. 2004 Sep;17(7):439-46.
27. Ikeda K, Nagasawa K, Horiuchi T, Tsuru T, Nishizaka H, Niho Y. C5a induz a atividade do fator tecidular nas células endoteliais. Thromb Haemost. 1997 Feb;77(2):394-8.
28. Huber-Lang M, Younkin EM, Sarma JV, Riedemann N, McGuire SR, Lu KT, Kunkel R, Younger JG, Zetoune FS, Ward PA. Generation of C5a by phagocytic cells. Am J Pathol. 2002 Nov;161(5):1849-59.
29. Griselli M, Herbert J, Hutchinson WL, Taylor KM, Sohail M, Krausz T, Pepys MB. C-reactive protein and complement are important mediators of tissue damage in acute myocardial infarction. J Exp Med. 1999 Dec 20;190(12):1733-40.
30. Damman J, Daha MR, van Son WJ, Leuvenink HG, Ploeg RJ, Seelen MA. Crosstalk between complement and Toll-like recetor activation in relation to donor brain death and renal ischemia-reperfusion injury. Am J Transplant. 2011 Apr;11(4):660-9.

CAPÍTULO-7 REGULAMENTO COMPLEMENTAR

A ativação do complemento produz vários resultados que podem beneficiar ou prejudicar o hospedeiro, tornando a regulação do complemento um processo fisiológico complexo.

Em primeiro lugar, os reguladores do complemento permitem que as células hospedeiras intactas protejam as suas superfícies da ativação do complemento[1] .

Em segundo lugar, a ativação do complemento é crucial para a eliminação de células próprias danificadas ou modificadas, tais como partículas apoptóticas e células necróticas. Durante este processo, os reguladores do complemento permitem que a ativação do complemento progrida até à deposição de C3b à superfície, após o que a progressão é interrompida[2] .

Em terceiro lugar, o complemento é ativado para identificar as superfícies dos microrganismos invasores e eliminar os resíduos celulares de uma forma rigorosamente regulada.

Os reguladores do complemento são classificados em:

Reguladores solúveis e reguladores ligados à membrana.

Os reguladores solúveis, presentes no plasma e em vários fluidos corporais, incluem o fator H, a proteína 1 semelhante ao fator H (FHL1), a properdina, a carboxipeptidase N, o inibidor de C1, a C4BP, a proteína 1 relacionada com o fator H do complemento (CFHR1), a clusterina e a vitronectina. Nomeadamente, o fator H, FHL1 e CFHR1 pertencem à família do fator H. Além disso, vários reguladores solúveis, incluindo o fator H, FHL1, C4BP, CFHR1, Clusterin e vitronectina, aderem a superfícies celulares e biomembranas, como a membrana basal glomerular do rim e a membrana de Bruch da retina.

Os reguladores ligados à membrana incluem CR1, recetor do complemento tipo 2, recetor do complemento tipo 3, recetor do complemento tipo 4, proteína cofactora da membrana (MCP), DAF e CD59.

1)Reguladores solúveis na via alternativa: fator H e properdina.

As proteínas da família do fator H englobam o fator H, CFHL1, e cinco proteínas relacionadas com o fator H[3] . Estas proteínas partilham caraterísticas comuns; por exemplo, os seus genes estão todos situados no cromossoma 1q32 nos reguladores do locus de ativação do complemento. Além disso, estas glicoproteínas plasmáticas são sintetizadas no fígado e consistem em domínios de dobragem conhecidos como repetições de consenso curtas (SCRs). Cada SCR compreende 60-70 aminoácidos com um padrão de ligação dissulfureto conservado e contém locais de reconhecimento para C3b, C4b e outros ligandos.

O fator H é uma glicoproteína plasmática de cadeia simples de 150 kDa que é um importante regulador da via alternativa. Especificamente, o fator H regula a ativação do complemento através de 3 mecanismos distintos.

I) O fator H é um cofator do fator I.
II) O fator H pode inibir a interação entre o C3b e o fator B, bloqueando assim a formação de C3bBb.
III) O fator H contribui para a dissociação da C3 convertase, o que constitui um exemplo de atividade de aceleração da decomposição.

O outro regulador solúvel da via alternativa é a properdina, que é libertada pelos neutrófilos activados[4] . A properdina estabiliza a convertase do complemento ligando-se ao C3b e impedindo a sua clivagem pelo fator H e pelo fator I. Assim, a properdina funciona como um ativador. Recentemente, foi demonstrado que a properdina se liga diretamente a células apoptóticas e necróticas, iniciando assim a ativação do complemento.

2) **Reguladores solúveis das 3 vias**:

A carboxipeptidase N é um regulador solúvel das 3 vias do complemento que inativa o C3a e o C5a através da clivagem dos seus resíduos de arginina C-terminal, o que reduz a sua atividade.

3) Reguladores solúveis nas vias clássica e das lectinas:

Inibidor de C1 e proteína de ligação C4 Os dois reguladores solúveis da via clássica e da via das lectinas são o inibidor de C1 e o C4 BP[5] . Foi demonstrado que o inibidor de C1 regula a permeabilidade vascular e suprime a inflamação. A permeabilidade vascular pode ser regulada através da inibição das proteases envolvidas na produção de bradicinina, fator XIIa e calicreína plasmática. Estas funções anti-inflamatórias são controladas por reguladores do complemento. Assim, o inibidor de C1 tem sido proposto para ser terapeuticamente útil em modelos animais de doenças inflamatórias, tais como sepsia gram-negativa, rejeição hiperaguda de transplante e lesão de reperfusão do miocárdio.

A C4BP é um polímero de 7 cadeias alfa idênticas, cada uma contendo 8 SCRs e uma cadeia beta única. Além disso, a ação da C4BP é semelhante à do fator H. A C4BP é específica para a C4b e para as convertases da via clássica, enquanto o fator H regula a C3b e a C3b.

Reguladores do complemento ligados à membrana

Os reguladores ligados à membrana são relativamente inespecíficos e regulam as três vias de ativação do complemento, inactivando tanto C3 como C4. Estes reguladores incluem o CR1 (recetor do complemento 1), o recetor do complemento tipo 2, o recetor do complemento tipo 3, o recetor do complemento tipo 4, a proteína cofactora da membrana (MCP), o DAF (fator de aceleração do decaimento) e o CD59 .[6]

O CD35 (CR1) está presente na superfície dos eritrócitos, leucócitos e podócitos nos glomérulos renais. O CD35 facilita a decomposição da convertase C3/C5 e serve de cofator para o fator I. O CD46 (MCP) também actua como cofator para a clivagem de C3b mediada pelo fator I e tem uma expressão generalizada, exceto nos eritrócitos[7] .O CD55 (DAF) tem uma expressão generalizada, exceto nas células assassinas naturais e num subgrupo específico de células T[8] . Está ancorado na membrana celular através de glicosil-fosfatidil-inositol (GPI) e acelera a decomposição das conversões C3 clássicas e alternativas, substituindo C2a/Bb nestes complexos.CD59 (protectina) é expresso ubiquamente e integrado na membrana celular através de âncoras GPI[9] . Regula a formação do complexo lítico terminal de ataque à membrana inibindo a interação entre a subunidade C8α e a primeira molécula de C9, impedindo a integração na membrana celular e a criação de um poro transmembranar .[10]

Efectores do sistema do complemento

A ativação do complemento, independentemente da via, converge para a geração de três vias efectoras amplas que servem para permitir que o complemento cumpra os seus imperativos fisiológicos na defesa do hospedeiro:

I) Lise direta de superfícies-alvo através do conjunto MAC
II) Alerta e ativação do sistema imunitário através da produção de anafilatoxinas pró-inflamatórias potentes
III) Opsonização e desobstrução das superfícies-alvo através da opsonina do complemento (C4b, C3b, C3bi) e envolvimento de CRs em células fagocíticas, como macrófagos e neutrófilos[11] .

A montagem do MAC é germinada quando o C3b, após a sua deposição nas superfícies celulares, se associa às C3 convertases das três vias para formar as C5 convertases: C4bC2aC3b (vias clássica e da lectina) e C3bBbC3b (AP)[12] . As convertases C5 são o ponto de partida para a ativação terminal do complemento e clivam C5 em anafilatoxinas C5a e C5b. A libertação de C5b expõe um local de ligação para C6, e o C5bC6 subsequente liga-se reversivelmente às superfícies visadas e forma a base molecular para o MAC[13] .

O C7 associa-se ao C5bC6, criando o C5b-7, que é integrado na bicamada da membrana fosfolipídica e induz a inserção na membrana do C8α e do C8β, formando poros instáveis. O C9 liga-se ao C8α e inicia a polimerização de múltiplas moléculas de C9 para formar poros inseridos estáveis com um diâmetro máximo de 10 nm (até 13 moléculas de C9). Este complexo C5b-9 é o MAC totalmente formado e é eficaz na indução da lise celular numa variedade de alvos através de um processo de múltiplos golpes.

A atividade lítica do MAC é caracterizada por um aumento rápido da [Ca2+] I, seguido de perda da polaridade mitocondrial e dos pools de nucleótidos de adenina (por exemplo, ADP, ATP)[14] . O facto de a morte celular ser apoptótica ou necrótica parece ser uma função da quantidade de C5b-9, tendo sido detectada a fragmentação do ADN em apenas 30 minutos após o tratamento com uma dose lítica de complemento, o que ilustra o potencial destrutivo da via terminal de ativação do complemento[15] .

A montagem do MAC e a lise direcionada são factores vitais das actividades antipatogénicas do complemento, mas certos agentes patogénicos desenvolveram mecanismos de auto-proteção que podem limitar o potencial destrutivo e permitir que o agente patogénico evite a perseguição[16] . É crucial que a ativação do complemento envolva e recrute outros componentes do sistema imunitário através da geração de potentes moléculas pró-inflamatórias que servem tanto como um sinal de alerta para o sistema imunitário como um todo como um potente quimioatractor para certas classes de leucócitos (Figura 10).

As anafilatoxinas, incluindo C3a, C4a e C5a, são moléculas pró-inflamatórias, pleiotrópicas e intimamente relacionadas, com aproximadamente 9 kDa de tamanho (74-77 resíduos). São geradas como produtos da ativação proteolítica de C3, C4 e C5 por proteases do complemento a montante, nomeadamente a C3 convertase, C1s activada e C5 convertase, respetivamente[17] . Estas moléculas de anafilatoxina estão evolutivamente relacionadas entre si, partilhando um grau relativamente elevado de homologia e funções algo sobrepostas na geração da resposta imunitária[18] . Entre elas, a C5a demonstrou ser consideravelmente mais potente do que a C3a e a C4a na indução de respostas biologicamente relevantes. A C4a é comparativamente mais fraca, na medida em que as funções fisiologicamente potentes e um recetor cognato para esta molécula ainda não foram descritos em seres humanos .[19]

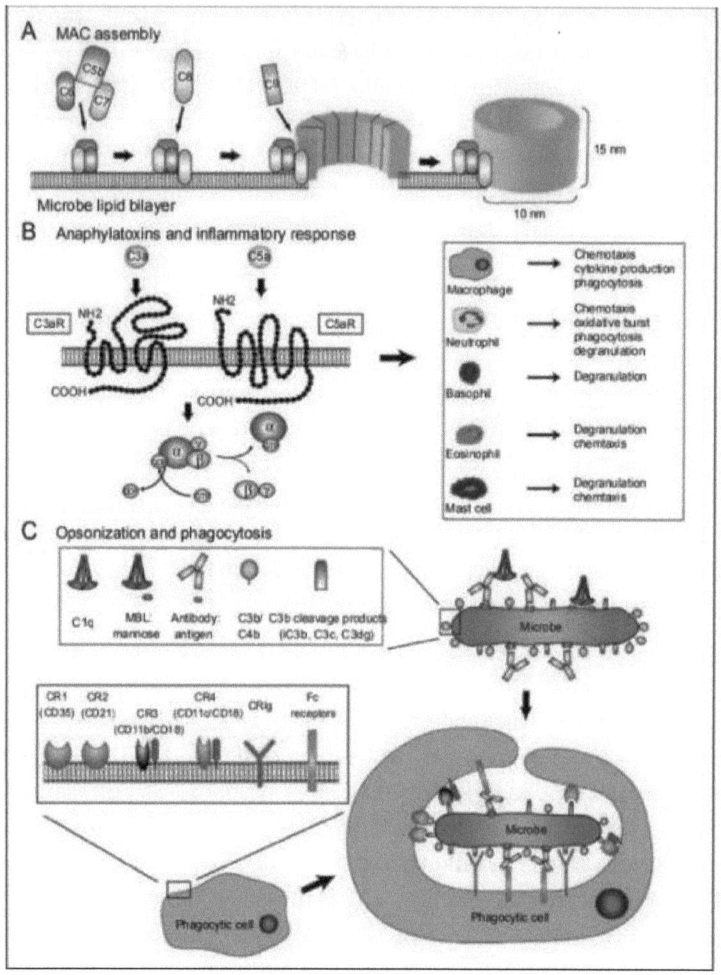

Figura 1: Efectores do sistema do complemento. A função do complemento na defesa inata e do hospedeiro é realizada através de três vias amplas de efectores: lise, inflamação e opsonização (Fig. cortesia: Dunkelberger e song 2009)

As anafilatoxinas são moléculas flogísticas potentes cujas funções fisiológicas incluem muitas actividades pró-inflamatórias caraterísticas, tais como o aumento da permeabilidade vascular, a contração do músculo liso, o recrutamento de leucócitos e o aumento de outros acessórios das respostas dos glóbulos brancos (por exemplo, quimiotaxia, migração e fagocitose), bem como a promoção da produção e libertação de outros mediadores inflamatórios (por exemplo, histamina)[20] . As respostas funcionais das anafilatoxinas são mediadas pelas suas interações com receptores cognatos acoplados à proteína G de 7 transmembranas (C3aR para C3a, C5aR/C5L2 para C5a) da família da rodopsina[21] .

A ligação das anafilatoxinas às regiões N-terminais extracelulares dos receptores de anafilatoxinas permite alterações conformacionais nas regiões C-terminais intracelulares dos receptores, resultando no acoplamento a proteínas G, predominantemente Giα sensíveis à toxina pertussis, para induzir cascatas de sinalização a jusante[22] . As actividades das anafilatoxinas estão confinadas aos tipos de células que expressam os seus receptores, que se pensa serem predominantemente células de origem mieloide, incluindo granulócitos (basófilos, eosinófilos e neutrófilos), monócitos/macrófagos, mastócitos e algumas células dendríticas, embora existam numerosos relatos da expressão de receptores em vários tipos de células não mielóides[23] . A inativação das moléculas de anafilatoxina é um fator determinante importante da duração e extensão das suas funções potentes e representa um mecanismo alternativo para controlar a ativação do complemento.

A clivagem da arginina N-terminal tanto do C5a como do C3a por carboxipeptidases séricas (ou seja, carboxipeptidase N) converte rapidamente cada um deles na forma des-arg'. O terceiro e último grande braço efector que permite que a cascata do complemento ativado proteja o hospedeiro da infeção reside na capacidade das células fagocíticas para reconhecer, ingerir e eliminar células revestidas com opsonina gerada devido à ativação do complemento (Figura 10 c).

O reconhecimento dos fragmentos do complemento opsonico, incluindo os fragmentos proteolíticos de C3b gerados pelo Fator I (iC3b, C3c e C3dg), pelas células fagocíticas é efectuado através de três famílias de CRs: o módulo de repetições de consenso curto que contém CR1 e CR2, os membros da família de integrinas β2 CR3 e CR4 e o membro da superfamília de imunoglobulinas CRIg[24] .

O CR1 (CD35) é um recetor multifuncional expresso na maioria das células do sangue periférico e liga-se com elevada afinidade a C4b e C3b, bem como a iC3b, C3dg, C1q e proteínas de ligação à manose[25] . A ligação da CR1 aos fragmentos de opsonina do complemento serve para mediar a eliminação de complexos imunes, especialmente nos eritrócitos, e para mediar a fagocitose por neutrófilos e monócitos[26] .

Para além da fagocitose, a interação da CR1 com os seus ligandos desempenha outras funções na defesa do hospedeiro contra a infeção, promovendo a secreção de moléculas pró-inflamatórias, como a interleucina (IL)-1α, a IL-1β e as prostaglandinas[27] . O CR1 desempenha um papel na apresentação de antigénios às células B e é também um potente inibidor tanto da via clássica como da via AP de ativação do complemento, exibindo uma atividade de aceleração do decaimento para as conversões de C3 e C5, bem como uma atividade de cofator para a clivagem de C3b e C4b mediada pelo Fator-I. O CR2 (CD21) é muito semelhante ao CR1, mas carece de vários domínios N-terminais importantes para a ligação de C3b/C4b e para as actividades reguladoras do complemento, ligando-se apenas a iC3b/C3d/C3dg[28] .

É o principal CR que reforça a imunidade das células B e será discutido em pormenor mais adiante, juntamente com funções imunitárias adaptativas semelhantes para o CR1. O CR3 e o CR4 são heterodímeros transmembranares compostos por uma subunidade α (CD11b ou CD11c, respetivamente) e uma cadeia β comum (CD18) que pertencem à família das integrinas e desempenham funções não só na fagocitose de superfícies opsonizadas, mas também no tráfico de leucócitos, adesão, migração e co-estimulação, que têm consequências importantes na defesa do hospedeiro contra a invasão patogénica[29] .

A CRIg é uma CR da superfamília das imunoglobulinas identificada mais recentemente e expressa num subconjunto restrito de macrófagos residentes nos tecidos, incluindo as células de Kupffer no fígado[30] . As células de Kupffer de ratinhos deficientes em CRIg são incapazes de eliminar eficazmente as partículas opsonizadas por C3, o que resulta num aumento da mortalidade no hospedeiro em resposta à infeção. A CRIg pode representar um componente importante da fagocitose, não só no sistema reticuloendotelial (do qual as células de Kupffer são dominantes), mas também noutros macrófagos residentes nos tecidos, como os macrófagos alveolares do pulmão e as células espumosas nas placas ateroscleróticas.

As vias efectoras de três terminais do complemento trabalham em conjunto para proteger o hospedeiro de invasões patogénicas comuns. Muitas das funções de ativação do complemento têm lugar através de moléculas transmitidas pela linha germinal que reconhecem relativamente poucos agentes patogénicos, mas que o podem fazer imediatamente, representando assim um importante efector do sistema imunitário inato. No entanto, a capacidade do complemento para participar na defesa do hospedeiro não se limita a estas actividades imunes inatas e os sistemas efectores do complemento também contribuem para respostas imunes adaptativas eficientes a vários níveis.

Quadro 1: Reguladores do complemento e receptores de proteínas efectoras

Regulator	Alternative Name	Point of action	Ligand	Cell surface binding or expression	Function
Soluble regulators and effectors					
Factor H	None	Alternative pathway	C3b and C3d	Acquired to surface	Cofactor for factor 1 and acceleration of alternative pathway C3 convertase decay
FHL1	None	Alternative pathway	C3b	Acquired to surface	Cofactor for factor 1 and acceleration of alternative pathway C3 convertase decay
Properdin	None	Alternative pathway	C3	Binds to apoptotic surfaces	Stabilization of alternative pathway convertases
Carboxy-peptidase N	Anaphyla toxin inactivator	Classical pathway and lectin pathway	C3a, C4aand C5a	NA	Inactivation of anaphylatoxins C3a andC5a
C4BP	None	Classical pathway and lectin pathway	C4	Acquired to surface	Cofactor for factor 1 and acceleration of classical pathway C3 convertase decay
Clq	None	Classical pathway	IgG and IgM immune complexes	Binds to apoptotic surfaces	Activation of the classical pathway
C1INH	None	Classical pathway and lectin pathway	Clr,Cls and MASP2	NA	Blocks serine protease and is a suicide substrate for Clr, Cls, MASP2, coagulation factors and C3b

Regulator	Alternative Name	Point of action	Ligand	Cell surface binding or expression	Function
CFHRl	None	Terminal pathway	C5 convertase and TCC	Acquired to surface	Inhibition of C5 convertase and TCC assembly
Clusterin	SP-40,40, and apolipoprotein J	Terminal pathway	C7, C8β, C9 and TCC	NA	Transport of cholesterol, HDL, APOAl and lipids
Vitronectin	S-protein	Terminal pathway	C5b-7 and TCC	NA	Adhesion protein, fibronectin-mediated cell attachment and Arg-Gly-Asp site coagulation in immune defence against Streptococcus spp.

Quadro 2: Reguladores e Efectores Ligados à Superfície

Regulator	Alternative Name	Point of action	Ligand	Cell surface binding or expression	Function
Surface bound regulators and effectors					
CR1	CD35and immune adherence receptor	C3	C3b, iC3b, C4b and Clq	Many nucleated cells and erythrocytes, B cells, leukocytes, monocytes, and follicular dendritic cells	Clearance of immune complexes, enhancement of phagocytosis and regulation of C3 breakdown
CR2	CD21 and Epstein-Barr virus receptor	C3	C3dg, C3d and iC3b	B cells, T cells and follicular dendritic cells	Regulation of B cell function, B cell co-receptor and retention of C3d tagged immune complexes
CR3	MAC I, CD 11b-CDI8 And αMβ2 Integrin	C3	iC3b and factor H	Monocytes, macrophages, neutrophils, natural killer cells, eosinophils, myeloid cells, follicular dendritic cells, CD4* T cells and CD8* T cells	iC3b enhances the contact of opsonized targets, resulting in phagocytosis and adhesion by CR3
CR4	CD11c-CDI8 and αXβ2 integrin	C3	iC3b	Monocytes and macrophages	iC3b-mediated phagocytosis
CRIg	VSIG4	C3	C3b, iC3band C3c	Macrophages	iC3b-mediated phagocytosis and inhibition of alternative pathway activation
CD46	MCP	C3	C3b and C4b	All cells except erythrocytes	C3 degradation, cofactor for factor I and factor H, and effector for T cell maturation
CD55	DAF	C3	C4b2b and C3bBb	GPI anchor expression by most cell types, including erythrocytes, epithelial cells and endothelial cells	Acceleration of C3 convertase decay
CD59	Protectin	TCC	C8 and TCC	GPI anchor expression by erythrocytes and most nucleated cells, including renal cells	Inhibition of TCC assembly and formation

Tabela 3: Receptores das proteínas efectoras do complemento

Regulator	Alternative name	Point of action	Ligand	Cell surface binding or expression	Function
Receptors for complement effector proteins					
C3aR	None	C3	C3a	Neutrophils, monocytes, eosinophils, antigen-presenting cells, T cells, astrocytes, neurons and glial cells	Immune cell recruitment and inflammation
C5aR	CD88	C5	C5a	Myeloid cells, monocytes, neutrophils, dendritic cells, antigen-presenting cells, T cells, endothelial cells, and renal tubular cells	Immune cell recruitment and inflammation
C5L2	None	C5	C5a	Macrophages and neutrophils	Immune cell recruitment and inflammation and possibly acts as a decoy receptor
ClqR	CD93	Classical pathway	Clq	Monocytes and B cells	Phagocytosis and cell adhesion
SIGNRl	CD209	Classical pathway	Clq	Dendritic cells and microglial cells	Signaling, inflammation and phagocytosis

REFERÊNCIAS

1. Zipfel PF, Skerka C. Reguladores do complemento e proteínas inibitórias. Nat Rev Immunol 2009;9:729-40.
2. Sarma JV, Ward PA. O sistema do complemento. Cell Tissue Res 2011;343:227-35.
3. Rodriguez de Cordoba S, Esparza-Gordillo J, Goicoechea de Jorge E, Lopez-Trascasa M, Sanchez-Corral P. The human complement fator H: functional roles, genetic variations and disease associations. Mol Immunol 2004;41:355-67.
4. Lesher AM, Zhou L, Kimura Y, Sato S, Gullipalli D, Herbert AP, et al. A combinação da mutação do fator H e da deficiência de properdina causa glomerulonefrite C3 grave. J Am Soc Nephrol 2013; 24:53-65.
5. Blom AM, Villoutreix BO, Dahlback B. Proteína de ligação ao inibidor do complemento C4bfriend or foe in the innate immune system? Mol Immunol 2004;40:1333-46.
6. Kim DD, Song WC. Proteínas reguladoras do complemento de membrana. Clin Immunol 2006;118:127-36.
7. Meri S, Jarva H Regulação do complemento. Vox Sang. 1998, 74 Suppl 2:291-302.
8. Morgan BP. Moléculas reguladoras do complemento: aplicação à terapia e ao transplante. Immunol. Today 1995,16:257-9.
9. Miwa T, Song WC. Proteínas reguladoras do complemento de membrana: visão de estudos em animais e relevância para doenças humanas. Int. Immunopharmacol. 2001, 1:445-59.
10. Kim DD, Song WC.Proteínas reguladoras de complementos de membrana. Clin. Immunol. 2006,118:127-36.
11. Walport MJ. Complemento. Segunda de duas partes. N Engl J Med 2001; 344:1140-1144.
12. Janeway CA Jr, Travers P, Walport M, Shlomchik M. Immunobiology: O Sistema Imunitário na Saúde e na Doença. 6ª Edição. New York: Garland Publishing, 2005.
13. Esser AF. O complexo de ataque à membrana do complemento. Montagem, estrutura e atividade citotóxica. Toxicologia 1994; 87:229-247.
14. Papadimitriou JC, Ramm LE, Drachenberg CB, Trump BF, Shin ML. Quantitative analysis of adenine nucleotides during the

prelytic phase of cell death mediated by C5b-9. J Immunol 1991; 147:212-217.

15. Cragg MS, Howatt WJ, Bloodworth L, et al. A morte celular mediada pelo complemento está associada à fragmentação do ADN. Cell Death Differ 2000; 7:48-58.
16. Frank MM. Aniquilando a defesa do hospedeiro. Nat Med 2001; 7:1285- 1286.
17. Hugli TE, Muller-Eberhard HJ. Anafilatoxinas: C3a e C5a. Adv Immunol 1978; 26:1-53.
18. Sunyer JO, Boshra H, Li J. Evolution of anaphylatoxins, their diversity and novel roles in innate immunity: insights from the study of fish complement. Vet Immunol Immunopathol 2005; 108:77-89.
19. Ember JA, Hugli TE. Factores do complemento e seus receptores. Immunopharmacology 1997; 38:3-15.
20. Haas PJ, van Strijp J. Anaphylatoxins: their role in bacterial infection and inflammation (Anafilatoxinas: o seu papel na infeção bacteriana e na inflamação). Immunol Res 2007; 37:161-175.
21. Hsu MH, Ember JA, Wang M, et al. Clonagem e caraterização funcional do gene do recetor de anafilatoxina C3a do rato. Immunogenetics 1997; 47:64-72.
22. Norgauer J, Dobos G, Kownatzki E, et al. O fragmento do complemento C3a estimula o influxo de Ca2+ nos neutrófilos através de uma proteína G sensível à pertussistoxina. Eur J Bio. 1993; 1;217(1):289-94.
23. Vanek M, Hawkins LD, Gusovsky F. Coupling of the C5a recetor to Gi in U-937 cells and in cells transfected with C5a recetor cDNA. Mol Pharmacol 1994; 46:832-839.
24. Van Lookeren Campagne M, Wiesmann C, Brown EJ. Macrophage complement receptors and pathogen clearance (Receptores de complemento de macrófagos e eliminação de agentes patogénicos). Cell Microbiol 2007; 9:2095-2102.
25. Ghiran I, Barbashov SF, Klickstein LB, et al. O recetor do complemento 1/CD35 é um recetor para a lectina de ligação ao manano. J Exp Med 2000; 192:1797-1808.
26. Krych-Goldberg M, Atkinson JP. Relações estrutura-função do recetor do complemento tipo 1. Immunol Rev 2001; 180:112-122.

27. Backle F, Haeffner-Cavaillon N, Laude M, Couturier C, Kazatchkine MD. Induction of IL-1 release through stimulation of the C3b/C4b complement recetor type one (CR1, CD35) on human monocytes. J Immunol 1990; 144:147-152.
28. Molina H, Kinoshita T, Webster CB, Holers VM. Análise dos locais de ligação de C3b/C3d e das regiões de cofactores do fator I nos receptores de complemento 1 e 2 do rato. J Immunol 1994; 153:789-795.
29. Ross D. Regulation of the adhesion versus cytotoxic functions of the Mac1/CR3/alphaMbeta2-integrin glycoprotein. Crit Rev Immunol 2000; 20:197-222.
30. Helmy KY, Katschke KJ Jr, Gorgani NN, et al. CRIg: a macrophage complement recetor required for phagocytosis of circulating pathogens. Cell 2006; 124:915-927.

CAPÍTULO-8 SISTEMA DO COMPLEMENTO QUE FAZ A PONTE ENTRE A IMUNIDADE INATA E A IMUNIDADE ADAPTATIVA

As proteínas do complemento são componentes-chave do sistema imunitário inato, promovendo a inflamação e a morte microbiana, ao mesmo tempo que modulam a imunidade adaptativa. A sua atividade estende-se para além destas funções inatas, durante as fases iniciais da resposta do hospedeiro à infeção, aos antigénios nocivos e ao "eu" perigoso e alterado. Este sistema forma uma ponte crucial entre a imunidade inata e a imunidade adaptativa, regulando diretamente as respostas das células B e T .[1]

Leucócitos polimorfonucleares

Os leucócitos polimorfonucleares (PMNs) são os leucócitos mais abundantes no sangue e acumulam-se rapidamente nos locais de infeção, produzindo potencialmente mediadores inflamatórios locais como as proteínas do complemento. Quando estimulados, os PMNs segregam C3 com uma ligação tioéster intacta. Especula-se que as proteases derivadas de PMN libertadas localmente podem subsequentemente ativar este C3 recentemente segregado[2] . Os neutrófilos não só armazenam C3 como também o fator P (FP), o único regulador do complemento que aumenta a ativação do complemento, que pode ser segregado após estimulação[3] . Além disso, foi demonstrado que o fator B (FB) é segregado após a ativação dos neutrófilos. A libertação local de FP, FB e C3 poderia criar uma plataforma para uma maior ativação do complemento através da via alternativa.

Os PMNs desempenham um papel significativo na manutenção dos níveis séricos de C7, como evidenciado pela comparação do conteúdo de C7 entre PMNs e PBMCs. Além disso, os PMNs segregam C6, que, juntamente com C7, faz parte da via terminal de ativação do complemento[4] . A M-ficolina/ficolina-1, um ativador da via da lectina (LP), foi encontrada nos grânulos secretores dos neutrófilos. Os PMNs também expressam uma vasta gama de receptores de complemento na sua superfície celular, incluindo CR1, CR3, CR4, C3aR e C5aR .[5]

Mastócitos

Os mastócitos (MCs) são conhecidos principalmente pelo seu papel nas respostas inflamatórias e alérgicas, libertando potentes mediadores inflamatórios após estimulação através de receptores IgE. Existem diferentes subgrupos de MCs, frequentemente classificados pela presença das serino-proteases triptase e quimase. Foi demonstrado que vários subgrupos de MC expressam C5 e C3[6] . Nos mastócitos da pele humana, tanto o C3 como o C5 apresentam uma marcação citoplasmática difusa. A secreção basal de C3 pelos MC pode ser aumentada por citocinas como o Fator de Necrose Tumoral (TNF)-α em combinação com interleucina (IL)-4 ou IL-13. Tanto a triptase como a quimase podem clivar o C3, levando à ativação do C3 segregado localmente pelas enzimas MC e à geração de C3a. O C3a é uma anafilatoxina potente que se pode ligar ao C3aR nas células circundantes ou exercer um efeito autócrino nos MCs. O C3 derivado do MC funciona perifericamente, independentemente das vias convencionais do complemento. Além disso, os MCs da pele expressam C5aR1, enquanto os MCs do pulmão, útero ou amígdalas não expressam C5aR .[7]

Monócitos

Os monócitos são os precursores circulantes dos macrófagos tecidulares e dos subconjuntos de células dendríticas (CD). Produzem uma vasta gama de componentes do complemento a partir de várias vias, que têm sido amplamente estudadas. Todo o complexo C1 pode ser montado localmente, uma vez que os monócitos segregam C1q, C1r e C1s. Além disso, os monócitos segregam C2 e C4, que fazem parte da via clássica (CP)[8] . Os monócitos também libertam componentes da via alternativa (AP), incluindo C3, fator B (FB), fator D (FD) e properdina (FP)[9] . Os monócitos segregam componentes da via terminal C5, C6, C7, C8 e C9, que se podem reunir no complexo de ataque à membrana (MAC).

Embora haja menos provas da produção local de moléculas de reconhecimento para a via da lectina (LP) pelos monócitos, estes têm M-ficolina intracelular e foi observada uma correlação entre os níveis de M-ficolina no líquido sinovial e o número de monócitos no sangue em doentes com artrite reumatoide (AR).

Os monócitos expressam receptores para as anafilatoxinas C3a e C5a (C3aR e C5aR1) e podem responder a C3b e iC3b através de CR1, CR3 e CR4. Em geral, os monócitos são capazes de produzir quase toda a gama de proteínas do complemento. O sistema do complemento está integrado a vários níveis, o que torna os monócitos actores importantes que fazem a ponte entre as respostas imunitárias inata e adaptativa .[10]

Macrófagos

Os macrófagos são fagócitos residentes nos tecidos que se diferenciam dos precursores dos monócitos. Têm uma interação estreita com o sistema do complemento, que tradicionalmente funciona para atrair células através da quimiotaxia e opsonizar superfícies patogénicas marcando-as com C3b. Os macrófagos podem responder à quimiotaxia e eliminar os agentes patogénicos ou as células apoptóticas e necróticas através da fagocitose .[11]

Os macrófagos produzem várias proteínas da via do complemento: a partir da via clássica (PC), produzem C1, C1q, C1s, C2 e C4; a partir da via alternativa (AP), produzem C3, fator B (FB) e fator D (FD); e a partir da via terminal, produzem C5. Também segregam reguladores como o fator H (FH), o fator I (FI), a properdina (FP) e o inibidor de C1 (C1INH) .[12]

Em fagócitos mononucleares humanos do líquido sinovial de doentes com artrite reumatoide (AR), foi demonstrado que estas células podem sintetizar C2, FH, FI, FD, FP e FB, que são funcionalmente activos num ensaio hemolítico. Embora também tenham sido detectados C3, C4 e C5, estes parecem estar inactivos[13] . Foi demonstrado que os macrófagos humanos segregam C2, C3 e FB. A biossíntese de C3 é aumentada quando os macrófagos são estimulados com lipoproteínas de baixa densidade acetiladas, lipoproteínas de baixa densidade oxidadas, complexos imunes de IgA ou IgG. Os macrófagos cultivados a partir de monócitos isolados do sangue periférico expressam reguladores do complemento, tais como CD46, CD55 e CD59 .[14]

Os macrófagos também possuem uma vasta gama de receptores do complemento na sua superfície, incluindo os receptores de anafilatoxinas C3aR, C5aR1 e C5aR2, bem como os receptores do complemento CR1,

CR3 e CR4. O recetor de opsonina CRIg é expresso em vários macrófagos residentes nos tecidos, como as células de Kupffer .[15]

Células Dendríticas

As células dendríticas (DCs) são células apresentadoras de antigénios (APCs) que operam na intersecção da imunidade inata e adaptativa. Presentes em vários tecidos como DCs imaturas, exibem uma elevada capacidade fagocítica. Ao receberem sinais de maturação, migram para os gânglios linfáticos de drenagem e adquirem a capacidade de ativar células T. A maior parte da investigação sobre a produção de complemento pelas CD é efectuada in vitro. As CD são geradas a partir de monócitos isolados do sangue e cultivadas para desenvolverem um fenótipo de CD (moDC). No seu estado imaturo, as CD podem produzir C1q funcionalmente ativo. No entanto, após estimulação com TNF-α, lipopolissacárido (LPS) ou CD40L, que induz a maturação, perdem a capacidade de produzir C1q .[16]

As CDs em tecidos humanos são positivas para C1q. Também sintetizam C3, fator I (FI), fator B (FB), proteína de ligação C4 (C4BP), C7 e C8. Além disso, as CDM mo expressam C1q, C1s, C1r, C2, C3, C4, C5, C8, C9, FB, FD, FI, fator H (FH) e properdina (FP) ao nível do ARNm, com expressão proteica confirmada para todos, exceto FI, através de citometria de fluxo, Western blot e ensaio imunoenzimático (ELISA)[17] . As CDM mo produzem vários componentes funcionais do complemento e expressam os reguladores do complemento CD46, CD55 e CD59.

Outras proteínas ligadas à membrana nos moDCs incluem vários receptores de complemento: CR1, CR3, CR4, CRIg, C3aR e C5aR1. A expressão dos receptores de complemento varia com o estado de maturação das CDs. As CDs imaturas têm uma expressão baixa de CR1, que desaparece com a maturação, enquanto o CR2 está ausente tanto nas CDs imaturas como nas maduras. As células dendríticas foliculares (FDC), que não são derivadas de monócitos e não são DCs convencionais, expressam níveis elevados de CR2. As FDC desempenham um papel crucial na resposta imunitária adaptativa, em especial ao apresentarem antigénios intactos às células B .[18]

Células assassinas naturais (NK)

As células assassinas naturais (NK) são células imunes inatas citotóxicas que têm como alvo principal as células infectadas por vírus e as células tumorais. As células NK expressam vários receptores do complemento, incluindo C3aR, C5aR, C5aR2, CR3 e CR4. A expressão destes receptores foi confirmada através de análises de genes e proteínas, como a citometria de fluxo. A expressão proteica de C5aR1 e C5aR2 foi especificamente registada em células CD56+CD3- após permeabilização[19] . As células NK podem interagir com factores do complemento, como C3a, C5a e C3b, bem como com os seus produtos de degradação iC3b e C3d.

Regulação da imunidade humoral

O envolvimento do sistema do complemento na imunidade adaptativa foi observado pela primeira vez há mais de três décadas, com relatos da ligação do C3 aos linfócitos circulantes e às células dendríticas foliculares (FDC) nos folículos linfóides[20] . Estas descobertas, juntamente com resultados experimentais que demonstram que uma redução temporária do complemento C3 circulante prejudicava a resposta dos anticorpos, sugeriram um papel para o sistema do complemento na imunidade adaptativa .[21]

Um acontecimento crucial após a ativação do sistema do complemento é a ligação covalente de C3b a antigénios estranhos ou próprios[22] . Trata-se de um acontecimento fundamental na imunidade inata, uma vez que marca ou identifica os antigénios para serem captados pelas células fagocíticas ou para serem retidos nos FDCs para reconhecimento pelos linfócitos B cognatos. Tanto os componentes C3 como C4 contêm uma ligação tioéster interna que, após ativação, pode formar ligações amida ou éster[23] . Este processo segue-se normalmente à clivagem proteolítica através das vias clássica ou das lectinas.

O C3 pode formar espontaneamente uma ligação covalente, servindo de substrato para a amplificação através da via alternativa[24] . O complemento aumenta a imunidade das células B principalmente através dos receptores de complemento CD21 e CD35. Nos ratinhos, estes receptores parecem ser expressos como produtos de splice de um único locus, principalmente nas células B e nas células dendríticas foliculares (FDC) .[25]

Nas células B, o CD21 forma um complexo recetor com o CD19 e o CD81. A absorção do antigénio revestido com C3d pelas células B cognatas leva a uma maior sinalização através do recetor de antigénio das células B, baixando o limiar de ativação e fornecendo um sinal vital de sobrevivência[26]. Outro mecanismo crucial através do qual o complemento estimula a imunidade das células B é a localização do antigénio nos FDC nos folículos linfóides. Os FDC, células estromais especializadas, segregam quimiocinas quimioatractoras de linfócitos B e desempenham um papel fundamental na organização dos centros germinativos nos folículos de células B .[27]

As células dendríticas foliculares (FDCs) expressam níveis relativamente elevados de CD21 e CD35, que ajudam na retenção de complexos imunes revestidos com C3 no compartimento linfoide. Embora o mecanismo pelo qual as FDCs absorvem os complexos imunes não seja totalmente compreendido, acredita-se que a via clássica intacta e os receptores CD21 e CD35 sejam essenciais. Estudos realizados em ratinhos com deficiências específicas do complemento C1q, C4 ou C3, ou dos receptores CD21-CD35, sublinham o envolvimento do complemento em várias fases da diferenciação das células B .[30]

As células B expressam inicialmente o coreceptor CD21-CD19-CD81 na fase de transição, à medida que migram da medula óssea para a periferia[31]. Esta fase de desenvolvimento é crucial para a eliminação das células B auto-reactivas, uma vez que a ligação cruzada do recetor de antigénio das células B induz a morte celular ou anergia em vez de ativação[32]. Embora o envolvimento direto do coreceptor CD21-CD19-CD81 nesta fase não seja claro, a coligação com o recetor de antigénio das células B por auto-antigénios revestidos de C3 ou C4 poderia aumentar a sinalização negativa. Todas as células B maduras apresentam níveis de expressão variáveis de CD21 e CD35. Por exemplo, as células B foliculares e as células B1 peritoneais expressam níveis baixos a intermédios, enquanto as células B da zona marginal expressam níveis relativamente elevados, que utilizam para transportar complexos imunes revestidos com C3 da zona marginal esplénica para os folículos. Embora o significado desta diferença não seja totalmente compreendido, sugere-se que o coreceptor tem um papel funcional em cada subpopulação de células B (Fig. 1)

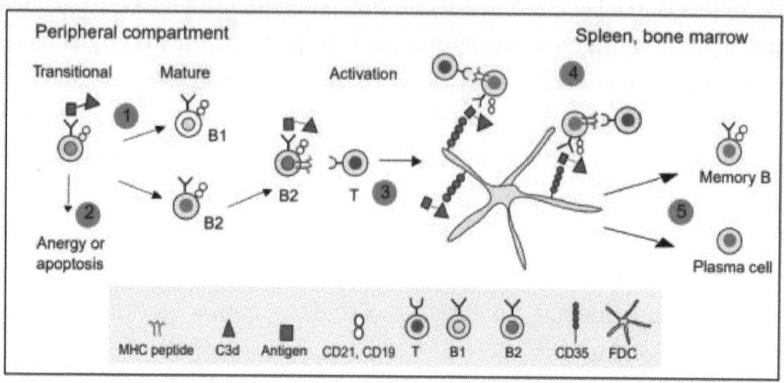

Figura 1: Os receptores do complemento são importantes na regulação da diferenciação dos linfócitos B em cinco fases. Fase 1: As células B1 representam um subconjunto de células B que se desenvolvem preferencialmente durante o início da vida e são selecionadas positivamente por antigénios próprios ou microbianos, provavelmente na fase de transição. O envolvimento dos coreceptores CD21-CD19- CD81 por antigénios revestidos com complemento aumenta a seleção positiva. Fase 2: As células B auto-reactivas são eliminadas na medula óssea e na fase de transição periférica. A ligação do recetor de antigénio de células B (BCR) e do coreceptor CD21-CD19-CD81 por auto-antigénio revestido com C3 ou C4 altera a sinalização negativa. Fase 3: A ativação de células B foliculares maduras ingénuas através do envolvimento de antigénio acoplado ao complemento C3d resulta na ligação do recetor do antigénio das células B e do coreceptor; na presença de ajuda das células T, isto leva à ativação e expansão. Fase 4: As células B activadas iniciam a formação de um centro germinal nos folículos esplénicos, que é organizado por FDCs. Os receptores do complemento expressos nas células B do centro germinal aumentam a sinalização BCR. Além disso, os receptores do complemento expressos nos FDCs retêm antigénios e promovem a seleção de antigénios das células B do centro germinal de elevada afinidade. Fase 5: As células B pós-CG requerem complemento e seleção de antigénios para a manutenção eficiente das células B de memória a longo prazo.(Fig. cortesia: Michael c carroll 2004)

As células B1, que são a principal fonte de anticorpos naturais, são selecionadas positivamente durante o desenvolvimento inicial e acredita-se que se auto-reproduzam, ao contrário das células B convencionais[33] . O complemento parece desempenhar um papel na seleção ou manutenção das células B1, uma vez que os ratinhos deficientes em receptores CD21 e CD35 apresentam um repertório alterado[34] . A ativação de células B maduras ingénuas é reforçada por uma via clássica do complemento intacta, tal como evidenciado pelas respostas humorais deficientes a antigénios dependentes e independentes do timo em ratinhos deficientes nos componentes iniciais da via (C1q, C4 ou C3). De forma notável, os ratinhos que não possuem receptores CD21 e CD35 apresentam uma deficiência semelhante, o que sugere que o reforço mediado pelo complemento é facilitado principalmente por estes receptores. No entanto, os ligandos C3 também podem influenciar a imunidade adaptativa através de outras vias.

Internalização e apresentação do antigénio

A interação dos fragmentos de C3 com CD21 é crucial para a internalização e apresentação do antigénio pelas células B[35] . Uma vez internalizado, o antigénio é processado e os péptidos resultantes são apresentados nos receptores MHC de classe II da superfície para ativar as respostas locais das células T. **Brimnes et al. 2014** descobriram que as células B incubadas em meios sem soro ou com complemento inactivado por calor ou quimicamente tinham uma capacidade significativamente reduzida de absorver o antigénio[36] . Do mesmo modo, o bloqueio de CD21 com anticorpos policlonais reduziu consideravelmente a captação e a apresentação de antigénios. A captação de antigénios revestidos com complemento C3d pelas células B é vital para a formação e manutenção dos centros germinativos, bem como para a diferenciação das células B de memória e efectoras. As células B transferem antigénios revestidos de complemento para as células dendríticas foliculares (DCs) através do recetor CR2. Estas DCs foliculares armazenam o antigénio e transferem-no periodicamente de volta para as células B, mantendo assim os centros germinais e prolongando a resposta humoral .[37]

Mudança de classe de imunoglobulina

O recetor de complemento CD21, juntamente com os reguladores de complemento CD46 e C4BP, modula a mudança de classe de imunoglobulina das células B, influenciando particularmente a mudança de IgE. As células B em repouso expressam normalmente os isótipos de imunoglobulina IgM ou IgD. Após a diferenciação, as células B mudam a sua classe de imunoglobulina com base nas citocinas circundantes e nas interações com receptores de superfície celular, como o CD40 e o recetor de IgE CD23. A primeira indicação do envolvimento do CD21 na mudança de classe de IgE foi a descoberta da sua capacidade de se ligar ao CD23.

Regulação da imunidade das células T

Após a infeção com um agente patogénico, a proliferação e diferenciação das células T são controladas pelas células apresentadoras de antigénios (APCs) e pelo seu microambiente. O complemento desempenha um papel na polarização das células T e está envolvido nas fases de indução, efector e contração da resposta das células T[38] . A concetualização do "Efeito Adjuvante" de Janeway, em 1989, realçou a influência do sistema imunitário inato na imunidade das células T, o que levou a uma extensa investigação sobre a forma como os agentes patogénicos são reconhecidos pelas células dendríticas (CD) e por outras células profissionais apresentadoras de antigénios (APC)[39] . Esta investigação centrou-se significativamente na família crescente de receptores do tipo Toll (TLRs) que reconhecem uma vasta gama de estruturas bacterianas[40] . Além disso, o sistema do complemento também está implicado na imunidade das células T através da sua capacidade de marcar os antigénios como estranhos e permitir o seu reconhecimento por receptores específicos.

Estudos realizados com ratinhos deficientes em C3 imunizados com antigénios não infecciosos, como a hemocianina de lapa haptenada ou o bacteriófago, indicaram que as respostas das células T permaneceram aparentemente normais, enquanto as respostas humorais foram prejudicadas[41] . Investigações iniciais envolvendo agentes infecciosos como o vírus do herpes simplex ou o vírus da coriomeningite linfocítica inactivada em ratinhos deficientes em C3 não mostraram qualquer alteração na ativação das células T CD4+, apesar da imunidade das células B estar diminuída[42] . Além disso, o bloqueio dos receptores Cr2, que dificulta as respostas das células B, não teve impacto na ativação das células T auxiliares.

Karp e colegas (2000) mapearam a suscetibilidade à hiper-reatividade das vias aéreas induzida por alergénios em humanos para o locus C5[43] .

Propuseram que a libertação de ligandos C5 induz a produção de IL-12, que tem um efeito atenuante na hiper-reatividade das vias respiratórias dependente de T helper tipo 2. No entanto, o modelo é complexo, uma vez que a ativação do recetor C5a (C5aR) também regula negativamente a IL-12. A ativação das células T é fortemente regulada, com mecanismos identificados tanto no timo (tolerância central) como na periferia. O controlo das células T CD4+ activadas na periferia envolve tanto a eliminação específica como a anergia. O sistema do complemento parece contribuir para o desenvolvimento de células T reguladoras humanas através da co-estimulação de CD3 e CD46. O CD46, membro da família de receptores reguladores do complemento e também conhecido como proteína cofactora da membrana, está associado a este processo regulador.

Wetsel e colegas (2001) demonstraram pela primeira vez o papel do C3 num modelo de asma em ratos. Descobriram que os ratinhos deficientes em C3 estavam parcialmente protegidos contra a hiper-reatividade das vias aéreas, a infiltração de eosinófilos e a produção de IL-4 após múltiplos desafios com uma mistura de Aspergillus fumigatus (filtrado de cultura de células) e ovalbumina[44] . Em ratinhos normais, esta resposta é caracterizada por infiltração de eosinófilos, produção de IL-4 por células T específicas do antigénio e hiper-reatividade das vias respiratórias. Este facto forneceu um forte apoio ao envolvimento de C3 no modelo de células T CD4+ dependentes de T helper tipo 2 da asma.

Dourin et al. (2002) demonstraram in vitro que os ratinhos com uma deficiência específica do recetor C3a (C3aR) apresentavam um fenótipo protetor semelhante ao dos ratinhos deficientes em C3[45] . A libertação de C3a, quer através da clivagem direta por produtos bacterianos, quer através da ativação de uma das três vias do complemento, ativa o C3aR e estimula a libertação de citocinas.

Manfred Kopf et al. (2002) estudaram o papel do componente C3 do complemento na promoção da preparação das células T e da migração pulmonar para controlar a infeção aguda pelo vírus da gripe. Relataram que o priming das células T CD4+ e CD8+ foi prejudicado em ratinhos deficientes em C3 num modelo de vírus da gripe, apoiando o envolvimento mais amplo do sistema do complemento na imunidade adaptativa[46] . Embora o mecanismo exato permaneça pouco claro, o C3 é necessário para a resposta das células T pulmonares à gripe.

Curiosamente, num modelo semelhante utilizando ratinhos deficientes em Cr2, o priming de células T foi normal, indicando que o coreceptor de células B CD21-CD19-CD81 não está envolvido neste processo. Uma explicação possível é que as células apresentadoras de antigénios (APCs) absorvem preferencialmente partículas virais revestidas com C3, que são depois utilizadas para a iniciação de células T CD4+ e CD8+ através de receptores do complemento como CR3 (CD11b-CD18) ou CR4 (CD11c-CD18). Na ausência de C3, a função da APC pode ser reduzida, levando a uma preparação limitada das células T. Além disso, os receptores semelhantes a quimiocinas para C3a e C5a também podem desempenhar um papel crucial na resposta pulmonar, o que é outra possibilidade que não exclui a hipótese de defeito da APC.

Um evento fundamental após a ativação dos componentes do complemento C3 e C5 é a libertação de péptidos N-terminais de aproximadamente 9 kilodaltons. Estes péptidos são subprodutos das três vias de ativação do complemento e actuam como ligandos potentes para receptores quimioatraentes acoplados à proteína G, especificamente C3aR e C5aR[47] . Estes receptores são expressos numa vasta gama de células inflamatórias, incluindo mastócitos, eosinófilos, basófilos, linfócitos e células musculares lisas. Participam em eventos inflamatórios através da ativação direta das células e da modulação da libertação de citocinas pelos macrófagos e monócitos.

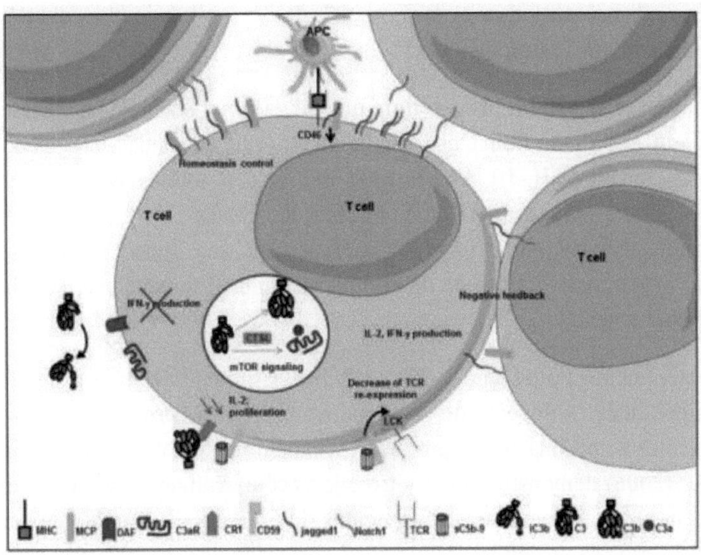

Figura 2: A resposta das células T é modulada pelos componentes do complemento (Fig. cortesia: Nicolas Merle 2015)

A interação MHC/TCR entre APC e células T diminui a expressão de CD46 nas células T e permite a interação cis entre jagged1 e Notch-1 na superfície das células T para promover a proliferação das células T, a produção de IL-2 e IFN-γ. Posteriormente, a interação trans entre jagged1 e Notch-1 e CD46 funciona como feedback negativo para controlar a homeostase das células T. O C5b-9 solúvel e o CR1 regulam a ativação das células T. A interação entre a forma solúvel de C5b-9 e o seu inibidor específico CD59 nas células T diminui a reexpressão do TCR após a sua internalização, limitando a ativação das células T através da transmissão de um sinal via Lck. A ativação de CR1 por iC3b diminui a síntese de IL-2 e a proliferação de células T para promover um feedback negativo da ativação das células T. O envolvimento de CD55 nas células T regula negativamente as células de indução Th1, inibindo a produção de IFN-γ. O C3 intracelular nas células T é clivado pelo CTSL e promove a geração intracelular de C3b e C3a. A interação entre C3a e C3aR induz a sinalização mTOR e o sinal de sobrevivência da célula imunitária.

Askenase et al. (2003) demonstraram que as células T natural killer (NKT) libertam IL-4, estimulando a produção de IgM natural pelas células

B1, e observaram que a fase inicial da sensibilidade de contacto é dependente do complemento . [47]

Kemper et al. (2008) descobriram que a ligação cruzada de CD3 e CD46 em células T CD4+ humanas induzia um fenótipo de células T reguladoras e a libertação de IL-10. As células T reguladoras induzidas proliferaram em cultura, bloqueando a ativação de células T espectadoras e diferenciando-se em células de memória, o que sugere uma função anteriormente desconhecida do complemento na diferenciação de células T reguladoras .[48]

Relativamente à produção de C3 e C5 local e intracelular em células T, os componentes solúveis do complemento estão predominantemente presentes no plasma após a produção principalmente pelo fígado. **Strainic et al. (2008)** demonstraram in vitro que as células imunitárias adaptativas podem produzir localmente fragmentos de C3 e C5. Em ratos, a ativação de C3 derivada de células T é devida à formação de C3 convertase[49] . Nas células T humanas em repouso, relatórios recentes sugerem a produção contínua de C3, que é clivado pela catepsina L (CTSL), resultando em C3a e C3b. O C3a liga-se ao seu recetor C3aR nos lisossomas, regulando a atividade do alvo mecanístico da rapamicina (mTOR) e promovendo a sobrevivência das células T. Após a ativação do recetor de células T, tanto o C3a como o C3b são exportados para a superfície celular e ligam-se ao C3aR e ao CD46 da superfície, respetivamente, levando à ativação das células T e à diferenciação Th1. A clivagem descontrolada resulta na hiperactivação das respostas Th1, como observado em alguns doentes com artrite reumatoide, e a inibição do CTSL normaliza a resposta.

Chen et al. (2012) demonstraram que a CTSL está ligada a respostas inflamatórias e à produção de IL-17 através do controlo da diferenciação Th17 tanto em humanos como em ratinhos, sugerindo um papel mais amplo das catepsinas na regulação de condições inflamatórias e na modulação da resposta Th17[50] . O mesmo grupo relatou recentemente a clivagem intracelular de C5 em células T após co-estimulação por CD3/CD46. O C5a clivado liga-se ao C5R1 intracelular, activando o inflamassoma NLRP3 e resultando na produção de IL-1β. O eixo NLRP3-IL-1β participa na ativação de CD46 nas células T e na produção de IFNγ .[51]

Papel do complemento no metabolismo das células T

As células T em repouso mantêm tipicamente baixas necessidades energéticas essenciais para a homeostase, dependendo da fosforilação oxidativa mitocondrial para a produção de energia, em vez da glicólise. No entanto, após a ativação, as células T sofrem um aumento das necessidades energéticas para apoiar a proliferação celular e as funções efectoras[52] . Esta procura acrescida desencadeia uma reprogramação metabólica, em que as células T aumentam a produção de ATP através das vias da glicólise e da fosforilação oxidativa. A regulação positiva induzida pela ativação da expressão superficial do canal de glicose GLUT1 e do canal de aminoácidos LAT1[53] facilita o aumento da absorção de nutrientes, em particular o influxo elevado de aminoácidos detectado pelo mTOR[53] . Subsequentemente, isto aumenta a expressão dos factores de transcrição myc e HIF1α, promovendo a maquinaria glicolítica necessária para a reprogramação metabólica e a função efectora .[54]

A ativação do TCR leva à translocação das reservas intracelulares de C3a e C3b para a superfície celular, onde interagem com o C3aR e o CD46, respetivamente. A interação entre o C3b e o CD46 modula a reprogramação metabólica dependente das caudas citoplasmáticas do CD46. A isoforma CD46-Cytl, quando ligada ao C3b, sinaliza um aumento na expressão superficial do canal de glucose GLUT1 e do canal de aminoácidos LAT1, modulando a expressão de miR-150. Além disso, um aumento da expressão de MAPK e do ativador 5 do mTOR (LAMTOR5) leva a um aumento da montagem do mTOR e da glicólise.

Em contrapartida, a ativação da isoforma CD46-Cyt2 resulta numa diminuição da glicólise, promovendo a contração Thl e o aumento da secreção de IL-10. Assim, o CD46, dependendo do seu domínio citoplasmático, pode inicialmente apoiar a proliferação e a função efectora das células T activadas antes de mediar uma mudança para um perfil glicolítico mais baixo, encorajando a contração Thl e a geração de células T supressoras secretoras de IL-10. O processamento enzimático das caudas controla a ativação das células T e a produção de citocinas. Enquanto a clivagem de Cytl promove a produção de IL-10, a clivagem de Cyt2 diminui a produção de IFNγ e a função global das células T. Assim, a expressão equilibrada das caudas regula profundamente a função das células T, sendo necessário um conhecimento mais profundo dos mecanismos que regulam a sua expressão e função .[55]

Tabela 1: Resumo das proteínas do complemento por várias células imunitárias

CÉLULAS IMUNES	VIA CLÁSSICA	CAMINHO DE LECTINA	VIA ALTERNATIVA	VIA TERMINAL
PMN		Ficolina-1	C3,FB,FP	C6,C7
CÉLULA DE MASTRO	C1q		C3	C5
MONÓCITOS	C1q,C1r,C1s,C4,C2		C3,FB,FD,FP	C5,C6,C7,C8,C9
MACROFAGAS	C1q,C1r,C1s,C4,C2		C3,FB,FD,FP	C5
CÉLULAS DENDRÍTICAS	C1q,C1r,C1s,C4,C2		C3,FB,FD,FP	C5,C6,C7,C8,C9
CÉLULAS NK				
B LYPHOCYTES				C5
T LYMPHOCYTES			C3,FB,FD,FP	C5

REGULAÇÃO DA EXPRESSÃO DOS COMPONENTES DO COMPLEMENTO POR TLR

As células-sentinela, como os neutrófilos, macrófagos e células dendríticas, detectam os agentes patogénicos invasores através de receptores de reconhecimento de padrões (PRRs) e iniciam mecanismos inatos e/ou adaptativos a jusante para erradicar ou controlar a infeção. Os receptores do tipo Toll (TLRs) foram os primeiros PRRs identificados[56] . Estas proteínas transmembranares de tipo I são constituídas por um ectodomínio que contém repetições ricas em leucina para reconhecer padrões moleculares associados a agentes patogénicos (PAMP), uma região transmembranar e domínios citosólicos do recetor Toll-IL-1 (TIR) que activam vias de sinalização a jusante. Os TLRs são expressos na superfície celular ou em compartimentos intracelulares. Após o reconhecimento de PAMPs específicos, os TLRs recrutam moléculas adaptadoras com domínios TIR, como MyD88 e TRIF, iniciando eventos de sinalização a jusante que levam à secreção de citocinas inflamatórias, interferões de tipo I (IFNs), quimiocinas e péptidos antimicrobianos. Estas respostas desencadeiam o recrutamento de neutrófilos, a ativação de macrófagos e a indução de genes estimulados por IFN, contribuindo para a morte direta dos agentes patogénicos invasores .[57]

Durante a infeção, o complemento e os TLRs são rapidamente activados, funcionando como defesas críticas de primeira linha e mediadores-chave entre a imunidade inata e adaptativa. Vários produtos microbianos, como o lipopolissacárido (LPS), o zymosan e o ADN CpG, podem ativar as vias de sinalização do complemento e dos TLR. Os TLRs regulam a expressão de factores do complemento e de receptores do complemento, que podem amplificar ou limitar as respostas dependentes dos TLRs .[58]

Raby et al. 2011 demonstraram que a ativação dos receptores do tipo Toll (TLR) aumenta as respostas pró-inflamatórias induzidas por C5a. Este aumento é acompanhado por uma regulação negativa do recetor 2 de C5a (C5aR2) mediada por TLR, que actua como regulador do recetor 1 de C5a (C5aR1), sensibilizando assim C5aR1 para a estimulação por C5a e aumentando ainda mais a resposta inflamatória. Além disso, o fator B do complemento, um componente da via alternativa (AP) de ativação do complemento, surgiu como um importante efector das respostas à ativação dos TLR .[59]

O recetor do complemento 3 (CR3), composto pela integrina CD11b e CD18, desempenha um papel central na fagocitose. A CD11b está envolvida na regulação negativa da sinalização dos receptores do tipo Toll (TLR) através de uma ligação cruzada com a MyD88, tornando os ratinhos mais susceptíveis ao choque sético. Este facto sublinha a estreita relação entre o complemento e os TLRs. Assim, o crosstalk entre o complemento e os TLRs pode servir como um potente gatilho para outras alças inflamatórias. Uma interação desequilibrada entre o sistema do complemento e os TLRs pode resultar não só em respostas inflamatórias inadequadas durante a fase aguda, mas também contribuir para manter um estado de inflamação não resolvido.

O complemento, particularmente C5a, regula negativamente a síntese induzida por TLR4 de membros da família da interleucina-12 (IL-12), tais como IL-12, IL-23 e IL-27 de macrófagos inflamatórios. Isto resulta numa diminuição da produção de IL-12 pelos macrófagos após o tratamento com C5a. Uma vez que os membros da família IL-12 estão envolvidos na regulação da diferenciação e do desenvolvimento das células T, a interação entre o complemento e os TLR pode desempenhar um papel no desencadeamento de respostas imunitárias adaptativas .

REFERÊNCIAS

1. Carroll MC. Um papel protetor da imunidade inata na doença autoimune. Clin Immunol. 2000 Apr;95(1 Pt 2):S30-8.
2. Botto M, Lissandrini D, Sorio C, Walport MJ. Biosíntese e secreção do componente do complemento (C3) por leucócitos polimorfonucleares humanos activados. J Immunol. 1992 Aug 15;149(4):1348-55.
3. Faried HF, Tachibana T, Okuda T. The secretion of the third component of complement (C3) by human polymorphonuclear leucocytes from both normal and systemic lupus erythematosus cases. Scand J Immunol. 1993 Jan;37(1):19-28.
4. Høgåsen AK, Würzner R, Abrahamsen TG, Dierich MP. Human polymorphonuclear leukocytes store large amounts of terminal complement components C7 and C6, which may be released on stimulation. J Immunol. 1995 May 1;154(9):4734-40.
5. Martin U, Bock D, Arseniev L, Tornetta MA, Ames RS, Bautsch W, Köhl J, Ganser A, Klos A. The human C3a recetor is expressed on neutrophils and monocytes, but not on B or T lymphocytes. J Exp Med. 1997 Jul 21;186(2):199-207.
6. Fukuoka Y, Hite MR, Dellinger AL, Schwartz LB. Os mastócitos da pele humana expressam os factores de complemento C3 e C5. J Immunol. 2013 Aug 15;191(4):1827-34.
7. Füreder W, Agis H, Willheim M, Bankl HC, Maier U, Kishi K, Müller MR, Czerwenka K, Radaszkiewicz T, Butterfield JH, Klappacher GW, Sperr WR, Oppermann M, Lechner K, Valent P. Differential expression of complement receptors on human basophils and mast cells. Evidence for mast cell heterogeneity and CD88/C5aR expression on skin mast cells. J Immunol. 1995 Sep 15;155(6):3152-60.
8. Tenner AJ, Volkin DB. O subcomponente do complemento C1q segregado por monócitos humanos em cultura tem uma estrutura de subunidades idêntica à do C1q sérico. Biochem J. 1986 Jan 15;233(2):451-8.
9. Hetland G, Johnson E, Falk RJ, Eskeland T. Synthesis of complement components C5, C6, C7, C8 and C9 in vitro by human monocytes and assembly of the terminal complement complex. Scand J Immunol. 1986 Oct;24(4):421-8.

10. Merle NS, Church SE, Fremeaux-Bacchi V, Roumenina LT. Sistema Complemento Parte I - Mecanismos Moleculares de Ativação e Regulação. Front Immunol. 2015 Jun 2;6:262.
11. Bohlson SS, O'Conner SD, Hulsebus HJ, Ho MM, Fraser DA. Complement, c1q, and c1q-related molecules regulate macrophage polarization. Front Immunol. 2014 Ago 21;5:402.
12. Hartung HP, Hadding U. Synthesis of complement by macrophages and modulation of their functions through complement activation (Síntese do complemento pelos macrófagos e modulação das suas funções através da ativação do complemento). Springer Semin Immunopathol. 1983;6(4):283-326.
13. Strunk RC, Cole FS, Perlmutter DH, Colten HR. O interferão gama aumenta a expressão dos genes do complemento de classe III C2 e do fator B em monócitos humanos e em fibroblastos murinos transfectados com genes humanos C2 e do fator B. J Biol Chem. 1985 Dec 5;260(28):15280-5.
14. van Kooten C, Fiore N, Trouw LA, Csomor E, Xu W, Castellano G, Daha MR, Gelderman KA. Complement production and regulation by dendritic cells: molecular switches between tolerance and immunity. Mol Immunol. 2008 Oct;45(16):4064-72.
15. He JQ, Wiesmann C, van Lookeren Campagne M. A role of macrophage complement recetor CRIg in immune clearance and inflammation. Mol Immunol. 2008 Oct;45(16):4041-7.
16. Castellano G, Woltman AM, Nauta AJ, Roos A, Trouw LA, Seelen MA, Schena FP, Daha MR, van Kooten C. Maturation of dendritic cells abrogates C1q production in vivo and in vitro. Blood. 2004 May 15;103(10):3813-20.
17. Li K, Fazekasova H, Wang N, Sagoo P, Peng Q, Khamri W, Gomes C, Sacks SH, Lombardi G, Zhou W. Expression of complement components, receptors and regulators by human dendritic cells. Mol Immunol. 2011 May;48(9-10):1121-7.
18. 18 Sandor N, Kristof K, Parej K, Pap D, Erdei A, Bajtay Z. CR3 é o recetor do complemento fagocitário dominante nas células dendríticas humanas. Immunobiology 2013; 218:652-63.
19. Ross GD, Větvicka V. CR3 (CD11b, CD18): um recetor de membrana de fagócitos e células NK com múltiplas especificidades e funções de ligandos. Clin Exp Immunol. 1993 maio;92(2):181-4.

20. Papamichail M, Gutierrez C, Embling P, Johnson P, Holborow EJ, Pepys MB. Dependência do complemento da localização de IgG agregada nos centros germinais. Scand J Immunol. 1975;4(4):343-47.
21. Pepys, M.B. Role of complement in the induction of immunological responses (Papel do complemento na indução de respostas imunológicas). Transpl. Rev. 1976,32: 93-120.
22. Law SK, Lichtenberg NA, Levine RP. Ligação covalente e atividade hemolítica das proteínas do complemento. Proc Natl Acad Sci U S A. 1980 Dec;77(12):7194-8.
23. Isenman, D.E. The role of the thioester bond in C3 and C4 in the determination of the conformational and functional states of the molecule. Ann. NY Acad. Sci. 1983,421: 277- 290.
24. Lachmann, P.J. & Hughes-Jones, N.C. Initiation of complement activation. Spring. Semin. Immunopathol. 1984,7(2-3): 143-162.
25. Molina H, Kinoshita T, Webster CB, Holers VM. Analysis of C3b/C3d binding sites and fator I cofator regions within mouse complement receptors 1 and 2. J Immunol. 1994 Jul 15;153(2):789-95.
26. Kurtz CB, O'Toole E, Christensen SM, Weis JH. A família de genes do recetor do complemento murino. IV. O splicing alternativo dos transcritos do gene Cr2 prevê dois produtos genéticos distintos que partilham domínios homólogos com o CR2 e o CR1 humanos. J Immunol. 1990 May 1;144(9):3581-91.
27. Carter RH, Fearon DT. CD19: redução do limiar de estimulação dos linfócitos B pelos receptores de antigénios. Science. 1992 Apr 3;256(5053):105-7.
28. Fang Y, Xu C, Fu YX, Holers VM, Molina H. Expression of complement receptors 1 and 2 on follicular dendritic cells is necessary for the generation of a strong antigen-specific IgG response. J Immunol. 1998 Jun 1;160(11):5273-9.
29. Cyster JG, Ansel KM, Reif K, Ekland EH, Hyman PL, Tang HL, Luther SA, Ngo VN. Follicular stromal cells and lymphocyte homing to follicles. Immunol Rev. 2000 Aug;176:181-93.
30. Liu, Y.J., Grouard, G., de Bouteiller, O. & Banchereau, J. Follicular dendritic cells and germinal centers. Int. Rev. Cytol. 1996,166, 139-179.

31. Ahearn JM, Fischer MB, Croix D, Goerg S, Ma M, Xia J, Zhou X, Howard RG, Rothstein TL, Carroll MC. A perturbação do locus Cr2 resulta numa redução das células B-1a e numa resposta deficiente das células B ao antigénio dependente de T. Immunity. 1996 Mar;4(3):251-62.
32. Carsetti R, Köhler G, Lamers MC. As células B de transição são alvo de seleção negativa no compartimento das células B. J Exp Med. 1995 Jun 1;181(6):2129-40.
33. Norvell A, Mandik L, Monroe JG. O envolvimento do recetor de antigénio nos linfócitos B murinos imaturos resulta em morte por apoptose. J Immunol. 1995 May 1;154(9):4404-13.
34. Karlsson MC, Guinamard R, Bolland S, Sankala M, Steinman RM, Ravetch JV. Macrophages control the retention and trafficking of B lymphocytes in the splenic marginal zone. J Exp Med. 2003 Jul 21;198(2):333-40.
35. Herzenberg LA, Kantor AB. Existem linhagens de células B no rato. Immunol Today. 1993 Feb;14(2):79-83; discussão 88-90.
36. Fleming SD, Shea-Donohue T, Guthridge JM, Kulik L, Waldschmidt TJ, Gipson MG, Tsokos GC, Holers VM. Mice deficient in complement receptors 1 and 2 lack a tissue injury-inducing subset of the natural antibody repertoire. J Immunol. 2002 Aug 15;169(4):2126-33.
37. Barrington RA, Pozdnyakova O, Zafari MR, Benjamin CD, Carroll MC. Memória dos linfócitos B: papel do complemento das células estromais e dos receptores FcgammaRIIB. J Exp Med. 2002 Nov 4;196(9):1189-99.
38. Brimnes MK, Hansen BE, Nielsen LK, Dziegiel MH, Nielsen CH. Captação e apresentação da proteína básica da mielina por células B humanas normais. PLoS One. 2014 Nov 17;9(11):e113388.
39. Ahearn JM, Fischer MB, Croix D, Goerg S, Ma M, Xia J, Zhou X, Howard RG, Rothstein TL, Carroll MC. A perturbação do locus Cr2 resulta numa redução das células B-1a e numa resposta deficiente das células B ao antigénio dependente de T. Immunity. 1996 Mar;4(3):251-62.
40. Kemper C, Atkinson JP. Regulação das células T: com complementos da imunidade inata. Nat Rev Immunol. 2007 Jan;7(1):9-18. doi: 10.1038/nri1994.

41.Janeway CA Jr. Aproximando-se da assíntota? Evolução e revolução em imunologia. Cold Spring Harb Symp Quant Biol. 1989;54 Pt 1:1-13.
42.Fischer MB, Ma M, Goerg S, Zhou X, Xia J, Finco O, Han S, Kelsoe G, Howard RG, Rothstein TL, Kremmer E, Rosen FS, Carroll MC. Regulation of the B cell response to T-dependent antigens by classical pathway complement. J Immunol. 1996 Jul 15;157(2):549-56.
43.Da Costa XJ, Brockman MA, Alicot E, Ma M, Fischer MB, Zhou X, Knipe DM, Carroll MC. A resposta humoral ao vírus do herpes simplex é dependente do complemento. Proc Natl Acad Sci U S A. 1999 Oct 26;96(22):12708-12.
44.Karp CL, Grupe A, Schadt E, Ewart SL, Keane-Moore M, Cuomo PJ, Köhl J, Wahl L, Kuperman D, Germer S, Aud D, Peltz G, Wills-Karp M. Identification of complement fator 5 as a susceptibility locus for experimental allergic asthma. Nat Immunol. 2000 Sep;1(3):221-6.
45.Drouin SM, Corry DB, Kildsgaard J, Wetsel RA. Cutting edge: a ausência de C3 demonstra um papel do complemento nas funções efectoras Th2 num modelo murino de alergia pulmonar. J Immunol. 2001 Oct 15;167(8):4141-5.
46.Kopf, M, Abel.B, Gallimore, A, Carroll, M. & Bachmann, M.F. Complement component C3 promotes T-cell priming and lung migration to control acute influenza virus infection. Nat. Med. 2002,8, 373-378 .
47.Kildsgaard, J. Cutting edge: targeted disruption of the C3a recetor gene demonstrates a novel protective anti-inflammatory role for C3a in endotoxin-shock. J. Immunol. 2000,165, 5406-5409.
48.Campos, R.A. A imunização cutânea ativa rapidamente as células NKT Va14 invariantes do fígado, estimulando as células B-1 para iniciar o recrutamento de células T para a elicitação da sensibilidade de contacto. J. Exp. Med. 2003, 198, 1785-1796.
49.Ghannam A, Pernollet M, Fauquert JL, Monnier N, Ponard D, Villiers MB, Peguet-Navarro J, Tridon A, Lunardi J, Gerlier D, Drouet C Deficiência humana de C3 associada a deficiências na diferenciação de células dendríticas, células B de memória e células T reguladoras. J Immunol 2008,181(7):5158-5166.

50. Strainic MG, Liu J, Huang D, An F, Lalli PN, Muqim N, Shapiro VS, Dubyak GR, Heeger PS, Medof ME Os fragmentos de complemento C5a e C3a produzidos localmente fornecem sinais coestimuladores e de sobrevivência a células T CD4+ ingénuas. Immunity 2008,28(3):425- 435.
51. Liszewski MK, Kolev M, Le Friec G, Leung M, Bertram PG, Fara AF, Subias M, Pickering MC, Drouet C, Meri S, Arstila TP, Pekkarinen PT, Ma M, Cope A, Reinheckel T, Rodriguez de Cordoba S, Afzali B, Atkinson JP, Kemper C A ativação do complemento intracelular sustenta a homeostase das células T e medeia a diferenciação do efector. Immunity2013,39(6):1143-1157. Bibliografia 159
52. Uomela S, Salo V, Tripathi SK, Chen Z, Laurila K, Gupta B, Aijo T, Oikari L, Stockinger B, Lahdesmaki H, Lahesmaa R Identificação de alterações precoces da expressão genética durante a diferenciação das células Th17 humanas. Blood 2012,119(23):e151-e160.
53. Arbore G, West EE, Spolski R, Robertson AA, Klos A, Rheinheimer C, Dutow P, Woodruff TM, Yu ZX, O Neill LA, Coll RC, Sher A, Leonard WJ, Kohl J, Monk P, Cooper MA, Arno M, Afzali B, Lachmann HJ, Cope AP, Mayer-Barber KD, Kemper C A imunidade T helper 1 requer atividade do inflamassoma NLRP3 orientada para o complemento nas células T CD4 (+). Science 2016,352 (6292):aad1210.
54. Chang CH, Curtis JD, Maggi LB Jr, Faubert B, Villarino AV, O'Sullivan D, Huang SC, van der Windt GJ, Blagih J, Qiu J, Weber JD, Pearce EJ, Jones RG, Pearce EL Controlo pós-transcricional da função efectora das células T por glicólise aeróbica. Cell 2013, 153(6):1239-1251.
55. Macintyre AN, Gerriets VA, Nichols AG, Michalek RD, Rudolph MC, Deoliveira D, Anderson SM, Abel ED, Chen BJ, Hale LP, Rathmell JC O transportador de glicose Glut1 é seletivamente Semin Immunopathol 2018, 40:37-48 47 .
56. Sinclair LV, Rolf J, Emslie E, Shi YB, Taylor PM, Cantrell DA O controlo do transporte de aminoácidos pelos receptores de antigénios coordena a reprogramação metabólica essencial para a diferenciação das células T. Nat Immunol 2013,14(5):500-50.

57. Angela M, Endo Y, Asou HK, Yamamoto T, Tumes DJ, Tokuyama H, Yokote K, Nakayama T A reprogramação metabólica dos ácidos gordos através de induções mediadas por mTOR de PPARgamma dirige a ativação precoce das células T. Nat Commun 2016,7:13683.
58. Wang R, Dillon CP, Shi LZ, Milasta S, Carter R, Finkelstein D, McCormick LL, Fitzgerald P, Chi H, Munger J, Green DR O fator de transcrição Myc controla a reprogramação metabólica após a ativação dos linfócitos T. Immunity 2011,35(6):871- 882.
59. Raby AC, Holst B, Davies J, Colmont C, Laumonnier Y, Coles B, Shah S, Hall J, Topley N, Köhl J, Morgan BP, Labéta MO. A ativação dos TLR aumenta as respostas pró-inflamatórias induzidas por C5a, modulando negativamente o segundo recetor C5a, C5L2. Eur J Immunol. 2011 Sep;41(9):2741-52.

CAPÍTULO -9 DEFICIÊNCIAS DO SISTEMA COMPLEMENTO

As deficiências do complemento representam imunodeficiências primárias que se manifestam em vários cenários clínicos, dependendo da proteína específica do complemento afetada[1] . Embora o sistema do complemento funcione como um mecanismo de defesa contra infecções, também desempenha um papel crucial como mediador na prevenção de doenças relacionadas com o complexo imunitário e na patogénese de doenças como o lúpus eritematoso sistémico (LES) .[2]

Estas deficiências são tipicamente hereditárias, sendo o tipo mais comum autossómico recessivo. Esta categoria inclui deficiências de C1, C2, C3, C4, C5, C6, C7, C8, C9 e lectina de ligação ao manano. A deficiência de properdina segue um padrão recessivo ligado ao X[3] . As deficiências de outros componentes iniciais da via clássica do complemento, como C1, C4 e C2, estão associadas à suscetibilidade a infecções bacterianas encapsuladas, como Streptococcus pneumoniae e Haemophilus influenzae tipo b .[4]

Uma deficiência de C3 está associada a infecções piogénicas recorrentes graves no início da vida[5] . As deficiências nos componentes da via comum tardia (C5, C6, C7, C8 e C9) estão associadas a uma maior suscetibilidade a infecções por Neisseria, incluindo Neisseria meningitidis e Neisseria gonorrhoeae[6] . A deficiência de properdina na via alternativa precoce também está associada a infecções recorrentes por Neisseria. Além disso, as deficiências na lectina de ligação ao manano têm sido associadas a um aumento da frequência de infecções piogénicas e de sépsis, sobretudo em crianças e recém-nascidos, quando o sistema imunitário adaptativo não está totalmente desenvolvido.

Os indivíduos com deficiências de complemento clássico precoce (C1, C4 ou C2) apresentam frequentemente uma ocorrência elevada de doenças auto-imunes, nomeadamente lúpus eritematoso sistémico (LES)[7] . Os primeiros componentes clássicos do complemento, como o C1, ligam-se a células em processo de apoptose e ajudam na sua eliminação. Quando estas células apoptóticas não são eliminadas eficazmente, o organismo pode gerar auto-anticorpos contra elas, resultando potencialmente em doenças auto-imunes.

1) ANGIOEDEMA HEREDITÁRIO

O angioedema hereditário (AEH) é caracterizado por episódios recorrentes de edema subcutâneo e submucoso não doloroso, não pruriginoso e não eritematoso, que desaparece espontaneamente em 48 a 72 horas[8] . Os sintomas começam tipicamente durante a adolescência e variam em intensidade, desde uma questão cosmética (edema que afecta a face, o tronco e as extremidades) até uma condição potencialmente fatal envolvendo edema da laringe. O edema da parede intestinal é frequente, levando a dor abdominal intensa, náuseas e vómitos.

O AEH distingue-se das síndromes abdominais agudas devido à ausência de febre, sinais peritoneais e aumento da contagem de glóbulos brancos[9] . O inchaço ocorre normalmente de forma esporádica e espontânea, mas em até metade dos casos pode ser desencadeado por um traumatismo ligeiro ou por stress psicológico potencial.

Os inibidores da angiotensina aumentam a frequência de ataques resultantes de uma deficiência heterozigótica de C1-Inh[10] . O C1-Inh é um importante regulador não só de C1r e C1s, mas também do fator Hageman, do fator XI da coagulação, da calicreína plasmática e da plasmina. Os mediadores bioquímicos responsáveis pelo angioedema podem, portanto, ser provenientes das vias da coagulação, do complemento ou das vias geradoras de cininas. A doença ainda não foi definitivamente identificada. Foram registadas mais de 100 mutações no gene C1-Inh em doentes não relacionados e aproximadamente 20% dos doentes apresentam mutações novas (sem história familiar)[11] . Embora tenham o mesmo comportamento clínico, existem duas formas bioquimicamente caracterizadas de AEH.

O AEH de tipo I é definido por uma redução de C1-Inh para aproximadamente 30% ou menos dos níveis antigénicos e funcionais normais.

No **Tipo II**, os doentes têm níveis antigénicos normais ou elevados, mas sintetizam uma proteína disfuncional com uma função C1-Inh reduzida ou ausente.

O estudo **de Bork et al. de 2000** identificou um terceiro tipo em que os doentes, todos do sexo feminino, apresentavam achados clínicos consistentes com AEH, mas um nível e função normais de C1-Inh[12]. O defeito subjacente não foi identificado.

2) DOENÇAS REUMÁTICAS

A manifestação primária em indivíduos com deficiência de um componente inicial (C1, C4 ou C2) é uma doença autoimune. Várias síndromes têm sido associadas à deficiência de CP, sendo a correlação mais forte encontrada com o LES. A incidência de LES em doentes com deficiência de C1q, C4 ou C2 é de 90%, 75% e 15%, respetivamente[13]. A deficiência parcial de C4 também está associada ao LES, sendo que 15% dos doentes com LES apresentam deficiência de C4A. O LES em doentes com deficiências do complemento apresenta caraterísticas, incluindo uma idade de início mais precoce, fotossensibilidade proeminente, menor ocorrência de doença renal e títulos variáveis de anticorpos antinucleares (embora o anti-Ro esteja presente em dois terços dos doentes). Além disso, existe um rácio quase igual entre homens e mulheres nas apresentações de LES com deficiência de C1q ou C4[14]. Além disso, há um aumento de 2 a 3 vezes na deficiência de MBL entre os pacientes com lúpus. Estes indivíduos tendem a sofrer infecções mais frequentes e graves durante o curso da sua doença reumática. Também se observam piores resultados em doentes com fibrose quística ou artrite reumatoide associada a deficiência de MBL.[15]

3) LÚPUS ERITEMATOSO SISTÉMICO

A síndrome do lúpus eritematoso sistémico (LES) encontra-se frequentemente associada a uma deficiência de C1q, C1r e C1s. O LES nos seres humanos é caracterizado por febre, erupção cutânea, glomerulonefrite e, por vezes, anemia hemolítica. O LES está associado à presença de anticorpos antinucleares e antigénios nucleares extraíveis (ENA) e à ausência de anticorpos anti-DNA.

Pensa-se que a ausência das principais proteínas do complemento resulta em:

(1) Defeito na depuração dos complexos imunes e consequente deposição dos complexos em vários órgãos, especialmente nos rins e nas paredes arteriais (causando vasculite).

(2) O reconhecimento defeituoso do "eu" pelas células B conduz à autoimunidade.

(3) Eliminação defeituosa das células moribundas, incluindo as células B e T, o que conduz novamente à autoimunidade.

A deficiência de C2 e C4 também está associada ao desenvolvimento de LES, embora a correlação não seja tão forte como com a deficiência de C1q. A deficiência de C2, C3 e C4 aumenta a suscetibilidade a infecções pelas bactérias Hemophilus influenzae e Neisseria[16] .

4) DANOS NOS RINS

A doença renal pode desenvolver-se na presença de autoimunidade através de vários mecanismos.

Em primeiro lugar, os complexos imunes formados na corrente sanguínea podem ficar retidos nos rins, provocando danos (como se observa em doenças como o LES, a doença do soro e a crioglobulinemia mista).

Em segundo lugar, antigénios como o ADN ou outros componentes associados à membrana basal glomerular podem atrair anticorpos circulantes, resultando na formação de complexos imunes no rim.

Em terceiro lugar, os auto-anticorpos, tal como se observa em doenças como a doença de Goodpasture, podem ligar-se ao colagénio na membrana basal glomerular e ativar o complemento, levando à inflamação.

Níveis reduzidos de C4 e C3 na nefrite lúpica são preditores significativos de doença mais grave e de piores resultados. A deficiência total de C3 está associada ao desenvolvimento de glomerulonefrite membranoproliferativa. [17] .

Foi identificada uma ligação entre a deficiência do complemento e a Síndrome Hemolítico-Urémica (SHU) atípica, não associada a diarreia; foram encontradas mutações heterozigóticas no fator H, um regulador do complemento plasmático, em várias coortes de doentes com SHU[18] .

As mutações completas do fator H estão associadas à Glomerulonefrite Membranoproliferativa em modelos animais e em seres humanos[19] .

Richards et al. (2003) identificaram dois grupos de mutações heterozigóticas no CD46, um regulador do complemento transmembranar amplamente expresso, em doentes com síndrome urémica hemolítica familiar atípica (SHU)[20] . O estudo sugere que quando reguladores como o CD46 estão ausentes ou são disfuncionais, o sistema de complemento pode amplificar-se excessivamente, levando frequentemente à exaustão. Neste processo, os tecidos próprios podem ser danificados, sendo o rim particularmente vulnerável a este tipo de lesão.

5) SÍNDROME HEMOLÍTICO-URÉMICO

A mutação no gene do fator H leva a uma diminuição da atividade da C3 convertase e está associada à síndrome hemolítico-urémica atípica (SHUa), caracterizada pelo desenvolvimento de anemia hemolítica, trombocitopenia e insuficiência renal aguda. Pensa-se que a proteína mutante do Fator H apresenta uma eficiência reduzida de ligação ao C3b e ao C3d nas células endoteliais, levando a um aumento do dano vascular, afectando particularmente as células endoteliais, o que resulta na deposição intravascular de fibrina[21] .

Cugno et al. (2009) demonstraram que o angioedema hereditário (AEH) devido à deficiência do inibidor de C1 (C1-INH) não só afecta a inibição de C1r, C1s e MASP2 no sistema do complemento, como também inibe o fator XIIa e a calicreína. As mutações ou deficiências no C1-INH e no fator XIIa resultam numa produção desregulada de bradicinina, levando a um aumento da permeabilidade vascular e ao angioedema caraterístico observado no angioedema hereditário .[22]

Esta investigação sublinha a intrincada interação entre as proteínas envolvidas no complemento, coagulação e cascatas proteolíticas de contacto na patogénese do angioedema hereditário.

6) DOENÇAS ADQUIRIDAS POR DEFICIÊNCIA DE COMPLEMENTO

As doenças auto-imunes, particularmente as que envolvem complexos imunes, conduzem frequentemente a uma deficiência secundária de complemento devido à ativação do complemento que ultrapassa a síntese hepática. Essas deficiências parciais geralmente diminuem com o tratamento da doença e podem, portanto, servir como indicadores da atividade da doença. Outras condições que contribuem para a depleção do complemento circulante incluem os auto-anticorpos que visam os componentes do complemento, como os factores nefríticos C3 e C4, que se ligam e estabilizam as conversões C3 das vias alternativa e clássica, o anticorpo anteriormente mencionado para C1-Inh e os anticorpos que visam a região semelhante ao colagénio de C1q associada à Síndrome de Vasculite Urticariforme Hipocomplementémica (HUVS), também presente em aproximadamente 30% dos doentes com LES. A ativação transitória e a depleção do complemento podem também resultar de condições como a sépsis, a viremia, queimaduras, outros traumas, lesões isquémicas de vários órgãos e certas reacções a medicamentos.

7) DEPOSIÇÃO DE COMPLEXOS IMUNES

O complemento facilita a remoção de antigénios estranhos através da formação de complexos imunes. C1q, C4b e C3b revestem o complexo imune, mantendo a sua solubilidade para evitar a precipitação, e servem como ligandos para o complexo se ligar às células (conhecida como reação de adesão imune). Se a via clássica estiver comprometida devido à deficiência ou depleção de um ou mais componentes, a ativação da via alternativa pode resultar na deposição de C3b através da ansa de amplificação. Outro fator crucial na eliminação dos complexos imunes é a ligação aos receptores de C3b, como o recetor 1 do complemento nos eritrócitos, que transportam os complexos para o fígado e o baço para serem eliminados pelos macrófagos residentes. A depleção do recetor 1 do complemento através deste processo pode ocorrer em pacientes com doenças do complexo imune, contribuindo para uma maior dificuldade na eliminação de complexos adicionais.

Os complexos imunes que não são corretamente eliminados podem causar inflamação. No lúpus, os auto-anticorpos são gerados contra antigénios nucleares e, com a degradação das células, formam quantidades excessivas de complexos imunes que se depositam inadequadamente nas estruturas vasculares[23] . A doença do soro é causada pela presença de uma quantidade relativamente grande de antigénio estranho (normalmente uma proteína) ao qual o hospedeiro dá uma resposta imunitária[24] . A crioglobulinemia mista resulta normalmente da resposta imunitária desencadeada pelo vírus da hepatite C ou por complexos que envolvem o fator reumatoide. Os indivíduos com crioglobulinemia produzem complexos imunes fixadores de complemento, que consequentemente provocam respostas inflamatórias nas articulações e nos nervos[25] .

8) SÍNDROME DE AUTO-ANTICORPOS

Nas reacções de hipersensibilidade do tipo II, o auto-anticorpo liga-se a um antigénio fixo nas células ou num local do tecido e ativa o complemento. Na miastenia gravis, por exemplo, o auto-anticorpo liga-se ao recetor da acetilcolina e depois fixa o complemento[26] . Esta combinação de reagentes imunitários desencadeia reacções que danificam o recetor.

A síndrome de Goodpasture é outro exemplo bem estudado deste paradigma geral. O angioedema adquirido (AAE) é causado pela depuração de C1-Inh, quer através da ativação excessiva de C1 ou de outras enzimas que reagem com ele, quer por auto-anticorpos contra o C1-Inh[27] . Embora as suas caraterísticas clínicas sejam indistinguíveis das do AEH, factores como a ausência de história familiar, a idade mais tardia de início e a presença de malignidade (em 50%) favorecem o AAE em relação ao AEH. Resulta numa deficiência secundária de C3 que pode ser quase completa porque a AP excessivamente estabilizada dispara até à exaustão. As crianças são as mais frequentemente afectadas e apresentam a tríade de **glomerulonefrite membranoproliferativa**, **lipodistrofia** parcial e infecções bacterianas frequentes[28] .O auto-anticorpo para a região semelhante ao colagénio do C1q também ocorre em doentes com LES com sintomas renais e está também presente em todos os doentes com HUVS[29] .

9) HEMOGLOBINÚRIA PAROXÍSTICA NOCTURNA

A Hemoglobinúria Paroxística Nocturna (HPN) é uma doença adquirida rara das células estaminais caracterizada por hemólise intravascular, hemoglobinúria e trombose venosa dos vasos principais. Os eritrócitos da HPN são altamente vulneráveis à lise mediada pelo complemento devido à ausência de dois reguladores do complemento: o fator acelerador da decomposição (CD55) e o inibidor do complexo de ataque à membrana (CD59)[30] . Ambos os reguladores estão ancorados à membrana celular por uma âncora de glicosilfosfatidilinositol. O defeito molecular adquirido na HPN resulta de uma mutação no gene Pig-A no cromossoma X, que é necessário para sintetizar a âncora de glicosilfosfatidilinositol[31] .

10) LESÃO DE ISQUÉMIA-REPERFUSÃO

A reperfusão de tecido isquémico está associada a uma reação inflamatória acentuada que pode levar a mais danos indesejáveis nos tecidos e órgãos. Muitas evidências apontam para o envolvimento da ativação do complemento na lesão de isquemia-reperfusão (I/R). Um modelo animal sugere que é possível salvar uma quantidade substancial (10% a 40%) do tecido isquémico através do bloqueio do complemento na reperfusão[32] . A depleção de C3 através do veneno de cobra, por exemplo, reduz os danos causados pela I/R no rim e no coração, e o recetor solúvel do complemento 1 recombinante (que bloqueia a atividade das conversões de C3 e C5) é eficaz em modelos de enfarte do miocárdio, transplante de pulmão/fígado, I/R intestinal e AVC[33] . Pensa-se que os principais mediadores da lesão são as anafilatoxinas, C3a e C5a, que atraem os neutrófilos que, por sua vez, libertam enzimas e outros mediadores e geram radicais de oxigénio.

11) DOENÇAS INFECCIOSAS

Os doentes com deficiência de um componente do complemento apresentam frequentemente infecções piogénicas, particularmente com bactérias encapsuladas, como o Streptococcus pneumonia e o Hemophilus influenza tipo b. Os doentes com deficiência dos componentes iniciais do complemento (C1, C4 ou C2) também podem apresentar estas mesmas infecções (especialmente numa idade precoce), mas é mais frequente desenvolverem síndromes auto-imunes na adolescência e na idade adulta jovem[34] . A deficiência de C3, a opsonina principal, resulta em infecções piogénicas graves e recorrentes que começam pouco depois do nascimento, uma apresentação clínica e uma evolução semelhantes às observadas na hipogamaglobulinemia[35] . A deficiência de C3 adquirida, como as deficiências de fator H ou de fator I ou a presença de fator nefrítico C3, predispõe o doente para os mesmos riscos.

Um segundo tipo de apresentação de doença infecciosa em doentes com deficiência de complemento é a infeção recorrente por Neisseri a gonorrhoeae ou N meningitidis. Isto ocorre no contexto de uma deficiência de um componente MAC (C5, C6, C7 ou C8) ou do componente AP properdina[36] .

A deficiência de MBL também tem sido associada a um aumento da frequência de infecções piogénicas e sépsis, particularmente em crianças e recém-nascidos[37] .

Por último, a síndrome de deficiência de adesão leucocitária resulta da falta do recetor 3 do complemento, uma integrina que se liga aos produtos de degradação do C3b. Suspeita-se pela primeira vez à nascença devido ao atraso na separação do cordão umbilical, esta doença resulta normalmente em morte durante a infância devido a infecções refractárias que envolvem tecidos moles e superfícies mucosas[38] .

Quadro 1: Deficiências hereditárias do complemento e associações clínicas

Presenting syndrome	Component	Pathway	Inheritance	Major clinical correlates
Infection	C1q, C1r, C1s, C4, C2	CP	Autosomal	Most commonly autoimmune conditions, particularly SLE. Also higher than normal incidence of encapsulated bacterial infections.
	C3	Common to CP, AP, LP	Autosomal	Severe, recurrent pyogenic infections early in life. Also might have glomerulonephritis.
	C5, C6, C6, C8, or C9	MAC	Autosomal	Recurrent *Neisseria* infections, less common with C9.
	Factor H, factor I	AP inhibitors	Autosomal	Recurrent pyogenic infections as a result of C3 deficiency. Factor H deficiency is also associated with glomerulonephritis and HUS.
	Properdin	AP stabilizer	X-linked	Recurrent *Neisseria* infections
	MBL	LP	Autosomal	Pyogenic infections and sepsis in children and neonates; also an association with SLE
	CR3	Receptor	Autosomal	Leukocyte adhesion defect: leukocytosis, pyogenic infections, delayed umbilical cord separation
Rheumatic disorders	C1, C2, C4	CP	Autosomal	As above; mainly SLE
	MBL	LP	Autosomal	As above; SLE is associated as well.
HAE	C1-Inh	CP inhibitor	Autosomal	HAE
Kidney damage	C3	Common to CP, AP, LP	Autosomal	Membranoproliferative glomerulonephritis and overwhelming infections
	Factor H	AP inhibitor	Autosomal	Atypical HUS, glomerulonephritis
	CD46	AP inhibitor	Autosomal	Atypical HUS
PNH	Decay accelerating factor, CD59	AP and MAC inhibitors	Somatic mutation on X chromosome	Hemolysis and thrombosis

INFECÇÕES BACTERIANAS

Quase não se conhecem deficiências do Fator B e do Fator D. A deficiência de properdina é conhecida e está associada à mortalidade por Neisseria meningitides. As deficiências do Fator I são raras e conduzem a infecções bacterianas recorrentes.

Eisen et al 2010 estudo demonstram que a deficiência de MBL aumenta a suscetibilidade a infecções do trato respiratório e a deficiência de MASP2 está associada a infecções recorrentes e foi relatada[39] .

Foram documentados casos de deficiências em C5, C6, C7, C8 e C9, que estão associados a uma maior suscetibilidade a infecções por Neisseria meningitidis. No entanto, as taxas de mortalidade resultantes de tais infecções são notavelmente mais baixas em comparação com as observadas em indivíduos com deficiência de properdina[40] .

SUBVERSÃO DA ACTIVAÇÃO DO COMPLEMENTO PELOS AGENTES PATOGÉNICOS

Os agentes patogénicos desenvolveram estratégias para contornar a capacidade do sistema de complemento para os eliminar, suprimindo a ativação do complemento. Conseguem esta evasão influenciando todos os aspectos da ativação do complemento, incluindo a sua regulação, amplificação, opsonização, fagocitose, quimio-atração e lise celular. Isto é conseguido através de mecanismos como a proteólise das proteínas do complemento, imitando as acções das proteínas do complemento, ou interagindo diretamente com as proteínas do complemento[41] .

As proteínas de superfície do Staphylococcus aureus, nomeadamente a proteína estafilocócica A (SPA) e a proteína A de ligação à imunoglobulina estafilocócica (Sbi), têm a capacidade de se ligar à porção Fc da IgG. Esta ação impede a ativação do complemento e a fagocitose mediada pelo recetor Fc. Além disso, a Sbi pode dificultar a ligação de C1q, impedindo assim a ativação·[42] . O Staphylococcus aureus exprime receptores que se ligam ao plasminogénio, e a estafiloquinase segregada pelo Staphylococcus aureus cliva o plasminogénio ligado em plasmina. A plasmina ligada à superfície bacteriana pode degradar a IgG e a opsonina C3b, evitando assim o sistema de complemento. Os inibidores do complemento estafilocócico (SCINs) segregados pelo Staphylococcus aureussus inibem a ativação do complemento. Estes SCINs ligam-se a C3 convertases e impedem os passos subsequentes envolvidos na ativação do complemento, impedindo assim a opsonização, a fagocitose e a lise celular.

As bactérias também produzem proteínas de superfície que se ligam à C4BP e ao Fator H, impedindo assim a sua função de cofator na clivagem de C3b/C4b mediada pelo Fator I e a subsequente ativação do complemento a jusante. Várias proteínas bacterianas, como os membros da família da proteína M, Arp e Sir, expressos pelos estreptococos do grupo A, e a proteína da membrana externa Omp A, expressa pela Escherichia coli, têm como alvo a C4BP para ligação e inativação[43] . O fator H é igualmente alvo de ligação por parte de proteínas expressas por várias bactérias, incluindo a proteína M expressa por Staphylococcus aureus e Streptococcus pyogenes e a GNA1870 expressa por Neisseria meningitides.

Os agentes patogénicos podem também impedir o recrutamento de células fagocíticas através da inibição da interação entre C5a e C5aR. Por exemplo, o produto do Staphylococcus aureus, a proteína inibidora da quimiotaxia do Staphylococcus aureus (CHIPS), pode ligar-se ao C5aR e impedir a sinalização mediada pelo C5a, embora a CHIPS e o C5a não tenham praticamente nenhuma homologia, mas sejam semelhantes em termos de estrutura e tamanho. Outro produto do Staphylococcus aureus, o SSL-7, pode ligar-se ao C5 e inibir a sua clivagem, impedindo a formação de MAC[44] .

Quadro 2: Deficiências do complemento e doenças mediadas pelo complemento Doença

Disease	Major defects	Causes	Genes affected
Atypical haemolytic uraemic syndrome (aHUS) and possibly some cases of thrombotic thrombocytopenic purpura (TTP)	Defective C3 convertase, stabilization of the convertase, defective regulation, and increased stability and turnover	Mostly heterozygous mutations, genetic defects, and autoantibodies	Deficiency of CFHRl, CFHR3, factor B, factor H and factor 1
Membranoproliferative glomerulonephritis, type II (MPGNII; also known as dense-deposit disease)	Defective C3 convertase	Mostly homozygous mutations, genetic defects, autoantibodies and C3 nephritic factor	Factor H and C3
Systemic lupus erythematosus (SLE)	Defective clearance of apoptotic cells and bodies	Hereditary homozygous deficiency and genetic defects	Clq, Clr, Cls, C2, C3 and C4
Pyogenic Infections	Inappropriate complement attack	Infections with Neisseria meningitidis and Streptococcus pneumoniae	C3, factor H, factor 1, properdin and TCC
	Deficiency of properdin	Infections with Neisseria spp.	Gene mutation
	Deficiency of factor 1	Infections with N. meningitidis and S. pneumoniae and other respiratory tract infection	Gene mutation
	Deficiency of factor H	Infection with N. meningitidis	Gene mutation affecting protein secretion
Hemolysis and thrombosis	Erythrocyte lysis and thrombus formation	Unknown	CD59, factor Hand deficiency of CFHRl and CFHR3

Disease	Major defects	Causes	Genes affected
Partial lipid dystrophy	Loss of adipose tissue	C3 nephritic factor	Unknown
Hereditary angioedema	Recurrent spontaneous non-allergic oedema of the subcutaneous tissues and mucous membranes	Mostly heterozygous mutations	Cl inhibitor
Paroxysmal nocturnal hemoglobinuria (PNH)	Failure of CD55 and CD59 expression	Genetic deficiency of PIG-A, and failure to form GPI anchor	PIGA
Age-related macular degeneration (AMD)	Drusen formation and chronic inflammation	Unknown	Factor H, C3, C2, deficiency of CFHRl and/or CFHR3, factor B and factor 1
Tumour cells	Overexpression of membrane and secreted regulators, and enhanced binding of soluble regulators	Unknown	Unknown

C, componente do complemento; CFHR, proteína relacionada com o fator H do complemento; GPI, glicosilfosfatidilinositol; PIGA, biossíntese de âncoras de fosfatidilinositol glicano, classe A; TCC, complexo terminal do complemento.

REFERÊNCIAS

1. Schröder-Braunstein J, Kirschfink M. Deficiências e desregulação do complemento: Pathophysiological consequences, modern analysis, and clinical management. Mol Immunol. 2019 Oct;114:299-311.
2. Blanco P, Pellegrin JL, Moreau JF, Viallard JF. Physiopathologie du lupus érythémateux systémique [Fisiopatologia do lúpus eritematoso sistémico]. Presse Med. 2007 May;36(5 Pt 2):825-34.
3. Lee JX, Yusin JS, Randhawa I. Bronquiectasia associada à deficiência de properdina. Ann Allergy Asthma Immunol. 2014 Jun;112(6):557-9.
4. Jönsson G, Hansson C, Mellhammar L, Gullstrand B, Bengtsson AA, Sahl C, Skattum L. Aumento da atividade bactericida sérica do soro autólogo na deficiência de C2 após a vacinação contra Haemophilus influenzae tipo b, e mais apoio a um mecanismo de bypass C2 dependente de MBL. Vaccine. 2021 Feb 22;39(8):1297-1302.
5. Miller EC, Chase NM, Densen P, Hintermeyer MK, Casper JT, Atkinson JP. Estabilização de auto-anticorpos da via clássica da C3 convertase que conduz à deficiência de C3 e à sépsis neisserial: O fator nefrítico C4 revisitado. Clin Immunol. 2012 Dec;145(3):241-50.
6. Agarwal S, Ferreira VP, Cortes C, Pangburn MK, Rice PA, Ram S. An evaluation of the role of properdin in alternative pathway activation on Neisseria meningitidis and Neisseria gonorrhoeae. J Immunol. 2010 Jul 1;185(1):507-16.
7. Ehrlich P, Morgenroth J "Ueber Haemolysine" [Sobre a hemolisina]. Berliner klinische Wochenschrif 1899,36(22):481-486.
8. Frank MM, Gelfand JA, Atkinson JP. Angioedema hereditário: a síndrome clínica e a sua gestão. Ann Intern Med. 1976 maio;84(5):580-93.
9. Kilpatrick DC. Mannan-binding lectin: clinical significance and applications. Biochim Biophys Ata. 2002 Sep 19;1572(2-3):401-13.
10. Frank MM. Angioedema hereditário. In: Whaley K, Loos MM, Weiler JM, editores. Complement in health and disease. Dordrecht, Países Baixos: Kluwer Academic; 1993;85(11):1084-90.

11. Nussberger J, Cugno M, Armustutz C, Cicardi M, Pellacani A, Agostoni A. Bradicinina plasmática no angio-edema. Lancet 1998;351:1693-7.
12. Bork K, Barnstedt SE, Koch P, Traupe H. Angioedema hereditário com atividade normal do inibidor de C1 em mulheres. Lancet. 2000 Jul 15;356(9225):213-7.
13. Pickering M, Botto M, Taylor RP, Lachmann PJ, Walport MJ. Systemic lupus erythematosus, complement deficiency, and apoptosis. Adv Immunol 2000;76:227- 324.
14. Atkinson JP, Schneider PM. Suscetibilidade genética e genes do complemento de classe III. In: Lahita RG, edtior. Systemic lupus erythematosus. San Diego, CA: Academic Press; 1999; 91-104.
15. Kilpatrick DC. Mannan-binding lectin: clinical significance and applications. Biochim Biophys Ata 2002;15772:401-13.
16. Botto M, Kirschfink M, Macor P, Pickering MC, Würzner R, Tedesco F O complemento nas doenças humanas: Lessons from complement deficiencies. Mol Immunol 2009,14:2774-2783.
17. Huong DL, Papo T, Beaufils H,Wechsler B, Bletry O, Baumelou A, . Envolvimento renal no lúpus eritematoso sistémico: um estudo de 180 doentes de um único centro. Medicina 1999;78:148-66.
18. Richards A, Goodship JA, Goodship TH. The genetics and pathogenesis of haemolytic uremic syndrome and thrombocytopenic purpura. Curr Opin Nephrol Hypertens 2002;11:431-5.
19. Ault BH. Fator H e a patogénese das doenças renais. Pediatr Nephrol 2000;14:1045-53.
20. Richards A, Kemp EJ, Liszewski MK, Goodship JA, Lampe AK,Decorte R, et al. Mutações no regulador do complemento humano, proteína cofactora da membrana (CD46), predispõem ao desenvolvimento da síndrome urémica hemolítica familiar. Proc Natl Acad Sci U S A 2003;100:12966-71.
21. Botto M, Kirschfink M, Macor P, Pickering MC, Würzner R, Tedesco F O complemento nas doenças humanas: Lessons from complement deficiencies. Mol Immunol 2009,14:2774-2783.
22. Cugno M, Zanichelli A, Foieni F, Caccia S, Cicardi M Deficiência de inibidores de C1 e angioedema: mecanismos moleculares e progressos clínicos. Trends Mol Med 2009, 15(2):69-78.

23. Botto M, Walport MJ. C1q, autoimunidade e apoptose. Immunobiology 2002;205:395-406.
24. Sanchez-Crespo M, Alonso F, Barat A, Egido J. Doença do soro do rato: possível papel dos mediadores inflamatórios que permitem a deposição de complexos imunes na membrana basal glomerular. Clin Exp Immunol 1982;49:631-8.
25. Cacoub P, Costedoat-Chalumeau N, Lidove O, Alric L. Cryoglobinemia vasculitis. Curr Opin Rheumatol 2002;14:29-35.
26. Ma CG, Zhang GX, Xiao BG, Link J, Olsson T, Link H. Supressão da miastenia gravis autoimune experimental pela administração nasal do recetor de acetilcolina. J Neuroimmunol 1995;58:51-60.
27. Markovic SN, Inwards DJ, Frigas EA, Phyliky RP. Deficiência adquirida do inibidor da C1 esterase. Ann Intern Med 2000;132:144-50.
28. Levy Y, George J, Yona E, Shoenfeld Y. Lipodistrofia parcial, glomerulonefrite mesangiocapilar e desregulação do complemento: um fenómeno autoimune. Immunol Res 1998;18:55-60.
29. Wener MH, Uwatoko S, Mannik M. Anticorpos para a região semelhante ao colagénio de C1q em doentes com doenças reumáticas auto-imunes. Arthritis Rheum 1989;32:544-51.
30. Rosse WF. Hemoglobinúria paroxística nocturna e complemento. In: Volanakis JE, Frank MM, editores. The human complement system in health and disease. New York: Marcel Dekker; 1998; 481-97.
31. Takeda J, Miyata T, Kawagoe K. Deficiência da âncora GPI causada por mutação somática do gene PIG-A na hemoglobinúria paroxística nocturna. Cell 1993;73:703-11.
32. Kirschfink M. Targeting complement in therapy. Immunol Rev 2001;180:177-89.
33. Sahul A, Lambris JD. Inibidores do complemento: um conceito ressurgente na terapêutica anti-inflamatória. Immunopharmacology 2000;49:133-48.
34. Petry F. Molecular basis of hereditary C1q deficiency (Base molecular da deficiência hereditária de C1q). Immunobiology 1998;199:286- 94.
35. Ross SC, Densen P. Complement deficiency states and infection: epidemiology, pathogenesis and consequences of Neisserial and

other infections in an immune deficiency. Medicina 1984;63:243-73.

36. Figueroa JE, Densen P. Infectious diseases associated with complement deficiencies. Clin Microbiol Rev 1991;4:359-95.
37. Garred P, Pressler T, Madsen HO. Association of mannose-binding lectin gene heterogeneity with severity of disease and survival in cystic fibrosis (Associação da heterogeneidade do gene da lectina de ligação à manose com a gravidade da doença e a sobrevivência na fibrose quística). J Clin Invest 1999;104:431-7.
38. Anderson DC, Springer TA. Leukocyte adhesion deficiency: an inherited defect in the Mac-1, LFA-1, and p169, 95 glycoproteins. Annu Rev Med 1987;38:175-94.
39. Stengaard-Pedersen K, Thiel S, Gadjeva M, Møller-Kristensen M, Sørensen R, Jensen LT, Sjøholm AG, Fugger L, Jensenius JC Deficiência hereditária da serina protease 2 associada à lectina de ligação ao mananol. N Engl J Med 2003,349(6):554-560.
40. Lisa A Lewis , Sanjay Ram A doença meningocócica e o sistema do complemento Virulence2014, 5:1, 98-126.
41. Lambris JD, Ricklin D, Geisbrecht BV Evasão do complemento por agentes patogénicos humanos. Nat Rev Microbiol 2008,6(2):132-142.
42. Zhang L, Jacobsson K, Vasi J, Lindberg M, Frykberg L Uma segunda proteína de ligação a IgG em Staphylococcus aureus. Microbiologia 1998,144(Pt 4):985-991.
43. Blom AM, Hallström T, Riesbeck K Estratégias de evasão do complemento de agentes patogénicos - aquisição de inibidores e mais além. Mol Immunol2009, 46(14):2808-2817.
44. Rooijakkers SH, van Strijp JA Evasão do complemento bacteriano. Mol Immunol 2007,44(1-3):23-32.

CAPÍTULO -10 PAPEL DO SISTEMA DO COMPLEMENTO NA DISBIOSE E INFLAMAÇÃO PERIODONTAIS

Para compreender o papel do complemento na periodontite, é essencial explorar inicialmente o papel das bactérias na patogénese da doença periodontal. Até recentemente, a crença predominante era a de que organismos específicos contribuíam para o desenvolvimento da periodontite, sendo particularmente significativo um notável trio de bactérias conhecido como "complexo vermelho". Este complexo inclui Porphyromonas gingivalis, Treponema denticola e Tannerella forsythia .[1]

A crença anterior foi parcialmente influenciada pela tendência dos métodos baseados em culturas para sobrestimar a abundância de espécies facilmente cultiváveis, como a P. gingivalis, nos biofilmes associados à periodontite, negligenciando a presença de bactérias não cultiváveis. No entanto, estudos metagenómicos recentes que utilizam métodos moleculares independentes da cultura revelaram um microbiota associado à periodontite mais heterogéneo e diversificado do que o anteriormente reconhecido através de estudos culturais .[2]

Muitos dos organismos recentemente reconhecidos (por exemplo, certas bactérias gram-positivas e outras espécies dos géneros gram-negativos Prevotella, Megasphaera, Selenomonas, Desulfobulbus, Dialister e Synergists) apresentam uma correlação tão boa ou melhor com a doença do que as bactérias do complexo vermelho[3] .

Hajishengalis et al 2011 Análises confirmadas do microbioma humano e estudos totalmente mecanicistas baseados em modelos animais recomendam coletivamente que a patogénese da periodontite envolve sinergia polimicrobiana e disbiose[4] .

Hajishengalis et al 2012, numa revisão da hipótese da patogénese da pedra-chave, sugere que a P. gingivalis ou outras bactérias do complexo vermelho não são importantes na patogénese da doença periodontal; simplesmente, os seus papéis têm de ser reinterpretados de uma forma consistente com as novas provas emergentes. A este respeito, foi recentemente demonstrado que a P. gingivalis actua como um agente patogénico chave em baixos níveis de colonização. Especificamente, P. gingivalis induz a conversão de uma estrutura de comunidade simbiótica para uma disbiótica capaz de causar inflamação destrutiva e perda óssea periodontal[5] .

Duran-Pinedo et al 2014 um estudo meta-transcriptómico revelou que muitos factores de virulência que são regulados positivamente no microbioma de pacientes com periodontite são principalmente derivados de espécies anteriormente subestimadas que não eram tradicionalmente associadas à periodontite[6] .

Hajishengalis et al 2014 A disbiose da microbiota periodontal representa uma alteração na abundância relativa ou na influência de componentes individuais da comunidade bacteriana (em relação à sua abundância ou influência na saúde), levando a uma interação desregulada entre o hospedeiro e os micróbios, suficiente para induzir inflamação destrutiva e perda óssea[7] .

As comunidades disbióticas na periodontite demonstram interações sinérgicas que podem aumentar a colonização, a persistência ou a virulência. Os agentes patogénicos fundamentais desempenham um papel crucial na perturbação da homeostasia dos tecidos periodontais, enquanto outras bactérias, conhecidas como patogénicas, desencadeiam uma inflamação destrutiva quando a homeostasia é perturbada[8] . Além disso, certas bactérias comensais, embora não sejam patogénicas por si só no ambiente oral, podem facilitar a colonização de agentes patogénicos chave, sendo por isso implicadas como agentes patogénicos acessórios .[9]

De acordo com o modelo de sinergia e disbiose polimicrobiana (PSD), a resposta imunitária do hospedeiro é primeiramente prejudicada por agentes patogénicos fundamentais, auxiliados por agentes patogénicos acessórios. Subsequentemente, torna-se excessivamente activada por agentes patogénicos, resultando em inflamação destrutiva em hospedeiros susceptíveis.

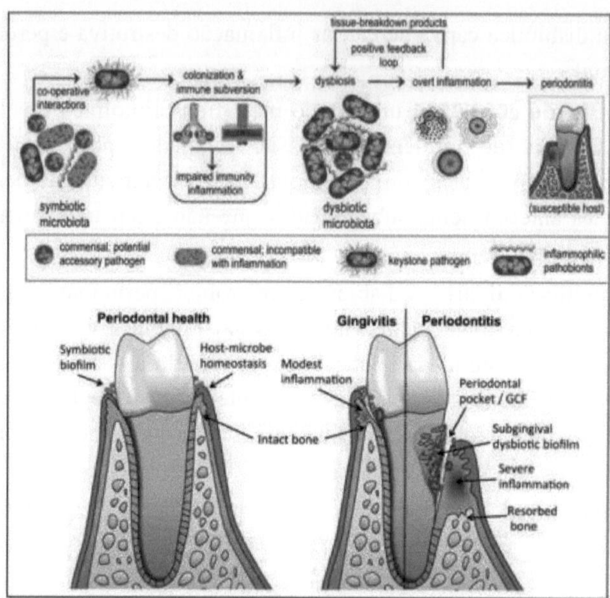

Figura 1: O modelo de sinergia polimicrobiana e disbiose (PSD) da patogénese da doença periodontal (Fig: Hajishengallis G 2015)

De acordo com o modelo PSD, a periodontite não é uma infeção bacteriana no sentido clássico (ou seja, não é causada por um único ou por alguns agentes patogénicos selecionados), mas representa antes uma perturbação da homeostase do hospedeiro induzida por uma comunidade polimicrobiana que conduz a uma inflamação destrutiva em indivíduos susceptíveis[10] .

Abusleme et al 2013, num estudo metagenómico que utiliza métodos moleculares independentes da cultura, mostram que P. gingivalis constitui um constituinte quantitativamente menor dos biofilmes associados à periodontite humana[11] .

Em primatas não humanos, onde a P. gingivalis é um habitante natural do biofilme subgengival, uma vacina específica (contra um fator de virulência chave, as proteases gingipain) causa uma redução tanto nas contagens de P. gingivalis como na carga bacteriana subgengival total, para além de inibir a perda óssea[12] . Estes resultados sugerem que a presença de P. gingivalis beneficia todo o biofilme, tal como previsto pelo conceito de patogéneo chave[13] .

Deve ser clarificado que a mera presença de P. gingivalis não desencadeia necessariamente uma transição para a periodontite. De facto, o P. gingivalis pode ser detectado, embora com uma frequência reduzida, também em indivíduos periodontalmente saudáveis . [14]

Existe uma diversidade considerável de estirpes e de virulência na estrutura da população de P. gingivalis. Além disso, os principais factores de virulência (por exemplo, gingipaínas e fosfatases lipídicas A) desta bactéria são regulados por condições ambientais locais que provavelmente diferem entre diferentes indivíduos[15] .

Outra explicação potencial é que pode haver indivíduos que podem resistir à capacidade do P. gingivalis de converter uma microbiota simbiótica numa disbiótica, em virtude do seu estado imunitário intrínseco (por exemplo, alterações nas vias de sinalização necessárias para a subversão imunitária pelo P. gingivalis). Por outras palavras, a P. gingivalis não inicia necessariamente a doença, mas significa antes um fator de risco para a periodontite[16] .

O estudo in vitro **de Hajishengalis et al. 2014** sugere que o complemento desempenha um papel tanto na alteração disbiótica da microbiota periodontal como na resposta inflamatória subsequente, que contribui para a perda óssea periodontal[17] . De acordo com este modelo de patogénese da doença periodontal, o P. gingivalis tem como alvo o C5aR (CD88) para subversão imunitária, desencadeando uma disbiose na microbiota. Esta disbiose induz subsequentemente uma inflamação destrutiva, principalmente dependente da ativação de C3.

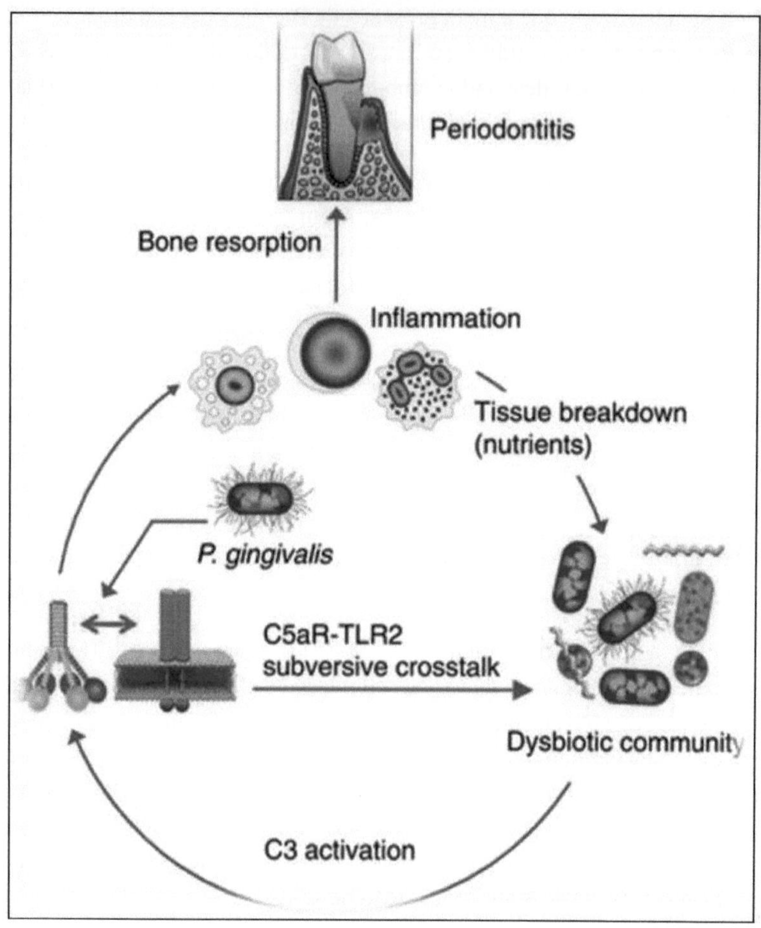

Figura 2: Envolvimento do complemento na disbiose e inflamação periodontal (Fig. cortesia: Hajishengallis 2013)

A colonização do periodonto por P. gingivalis prejudica a defesa inata do hospedeiro, instigando um cruzamento subversivo C5aR-TLR2, que leva à transformação disbiótica da microbiota periodontal. A comunidade microbiana disbiótica, por sua vez, causa perda óssea inflamatória dependente de C3, a marca registada da periodontite. O ambiente inflamatório resultante seleciona bactérias inflamofílicas que se alimentam de produtos de degradação inflamatórios, promovendo assim um maior crescimento bacteriano e disbiose. Estas interações patológicas geram e perpetuam um ciclo vicioso de destruição dos tecidos periodontais.

Este envolvimento da C3 pode implicar um sinergismo com os TLRs, como sugerido por descobertas anteriores sobre as interações do complemento e do sistema de sinalização dos TLRs no periodonto e noutros tecidos[18] .

A P. gingivalis pode prejudicar a capacidade de morte dos leucócitos, como os neutrófilos e os macrófagos, mas não bloqueia a sua capacidade de induzir respostas inflamatórias[19] . **Maekawa et al 2014** em neutrófilos humanos e de ratinho, a P. gingivalis instiga uma interação C5aR-TLR2 que desarma e dissocia uma via TLR2-MyD88 protetora do hospedeiro de uma via TLR2-MyD88 adaptor-like (Mal)-fosfoinositídeo 3-quinase (PI3K) pró-inflamatória e imuno-evasiva que impede a fagocitose da P. gingivalis e de bactérias espectadoras[20] .

A capacidade do P. gingivalis de explorar o C5aR nos leucócitos para prejudicar as suas respostas antimicrobianas, mas não as suas respostas pró-inflamatórias, permite um crescimento descontrolado e uma composição alterada da microbiota num ambiente inflamatório. Este conceito resolveu um enigma de longa data: por um lado, as bactérias periodontais precisam de evitar a morte mediada pelo sistema imunitário; por outro lado, necessitam de inflamação, uma vez que esta gera nutrientes (por exemplo, péptidos de colagénio degradados e compostos que contêm heme) de que as bactérias associadas à periodontite precisam para prosperar[21] . Por outras palavras, as bactérias periodontais não se podem dar ao luxo de evitar a morte através da imunossupressão, apesar de esta representar uma estratégia de evasão comum a muitos outros agentes patogénicos[22] .

A P. gingivalis pode ativar o C5aR independentemente da cascata do complemento imunologicamente activada, uma vez que esta bactéria pode libertar C5a biologicamente ativo a partir de C5 através da ação das suas gingipainas específicas de Arg[23] . Consistente com isto, foi demonstrado que P. gingivalis retém a sua capacidade de colonizar o periodonto de ratinhos deficientes em C3 (C3-/-), uma vez que estes ratinhos expressam níveis normais de C5 e C5aR que são necessários para a colonização de P. gingivalis[24] . Curiosamente, embora a P. gingivalis possa colonizar ratinhos C3-/-, o seu efeito disbiótico é transitório neste hospedeiro e a microbiota periodontal não pode ser mantida em níveis elevados durante todo o período experimental, como se observa no tipo selvagem.

Os ratinhos C3-/- colonizados por P. gingivalis apresentam uma inflamação periodontal e uma perda óssea significativamente menores do que os ratinhos selvagens colonizados por P. gingivalis. Por conseguinte, o C3 é crucial para a manutenção a longo prazo da microbiota disbiótica e para a perda óssea inflamatória máxima.

O facto de a disbiose induzida por P. gingivalis não poder ser mantida em ratinhos C3-/- está provavelmente relacionado com a diminuição da inflamação periodontal, que, como já foi referido, é necessária para a aquisição de nutrientes. Consistente com a noção de que as bactérias associadas à periodontite são "inflammofílicas" (do sufixo grego phallic que indica afeição), foi demonstrado que a biomassa bacteriana dos biofilmes associados à periodontite humana aumenta com o aumento da inflamação periodontal e que os tratamentos anti-inflamatórios em modelos animais suprimem a carga bacteriana periodontal[24] .

Certas estirpes de Prevotella intermedia expressam e segregam interpaína A (InpA), uma cisteína protease do tipo estreptopaína, que também pode degradar C3 e contribuir para a resistência contra a atividade antibacteriana do complemento. Em concentrações baixas, a interpaína, tal como as gingipainas, pode ativar o complexo C1 no soro, causando a deposição de C1q nas superfícies bacterianas. A interpaína de P. intermedia actua em sinergia com as gingipaínas de P. gingivalis na inativação do complemento in vitro[25] . Esta sinergia pode ser relevante para a patogenicidade in vivo de biofilmes mistos, dado que os dois organismos podem co-agregar-se[26] . Esta sinergia pode ocorrer mesmo que as duas espécies não interajam intimamente nos biofilmes subgengivais. Uma vez que as gingipaínas e a interpaína são proteases segregadas, podem difundir, alcançar e proteger a atividade bactericida dos espectadores.

A T. forsythia, outra importante espécie associada à periodontite, também possui mecanismos para escapar ao complemento[26] . A T. forsythia expressa a karilysin, uma metaloproteinase que medeia a resistência à morte pelo complemento humano, actuando em diferentes fases da cascata do complemento: Especificamente, a karilisina inibe as vias clássica e da lectina, degradando MBL, ficolina-2, ficolina-3 e C4, ao passo que bloqueia a via terminal, degradando C5[27] .

A Aggregatibacter actinomycetemcomitans utiliza a sua proteína de membrana externa 100 para se ligar ao fator H, inibidor da via alternativa, e adquirir resistência à morte por complemento no soro[28] .

T. denticola expressa uma lipoproteína de superfície celular de 11,4 kDa que pode se ligar ao fator H[29] . Quando o fator H completo se associa a T. denticola, o organismo utiliza a sua serina protease dentilisina para gerar um fragmento de fator H de 50 kDa que permanece ligado à superfície bacteriana. Isto parece paradoxal, uma vez que a dentilisina parece neutralizar a ação da proteína de ligação do fator H. O fragmento ligado mantém uma atividade inibidora do complemento útil para proteger a T. denticola contra o complemento. Alternativamente, se a dentilisina inativa o fator H, essa protease pode desregular o complemento e promover a inflamação local. A dentilisina de T. denticola também pode hidrolisar a cadeia α de C3 e gerar iC3b[30] . A fagocitose mediada por iC3b está frequentemente associada a mecanismos fracos de morte ou mesmo a sinalização imunossupressora e pode ser explorada por determinados agentes patogénicos[31] .

P. gingivalis, Mycobacterium tuberculosis, Bordetella pertussis e HIV-1 promovem a sua sobrevivência intracelular explorando a entrada mediada pelo recetor-3 do complemento, quer por interação direta com o recetor, quer após opsonização com iC3b[32] . Os reguladores negativos do complemento ancorados na membrana, como o CD46, o CD55 e o CD59, protegem as células hospedeiras do ataque injustificado do complemento[33] . Em condições inflamatórias, as células epiteliais orais aumentam a expressão de CD46, CD55 e CD59, presumivelmente para evitar a lise celular por ativação excessiva do complemento e/ou para repor a perda destes reguladores ligados à membrana devido ao ataque de proteases bacterianas[34] .

Wilson et al 1986 estudaram a sensibilidade de Capnocytophaga sp. aos efeitos bactericidas do complemento. Mostraram que, embora os membros deste género possam ativar tanto a via alternativa como a via clássica, a morte só ocorre na presença de anticorpos[35] .

Foi demonstrado que a Fusobacterium nucleatum, uma bactéria periodontal que forma uma ponte de coagregação entre os colonizadores iniciais e tardios do biofilme dentário e que pode ocorrer em bolsas periodontais profundas juntamente com a P. gingivalis, se liga ao CD46 nas células epiteliais orais[36] . Esta interação regula positivamente a IL-6, a IL-8 e a metaloproteinase da matriz (MMP)-9 ao nível do ARNm e das proteínas e tem sido interpretada como um mecanismo que pode contribuir para a destruição dos tecidos do hospedeiro na periodontite .[37]

REFERÊNCIAS

1. Socransky SS, Haffajee AD, Cugini MA, Smith C, Kent RL Jr. Complexos microbianos na placa subgengival. J Clin Periodontol. 1998; 25(2):134-44.
2. Dewhirst FE, Chen T, Izard J, Paster BJ, Tanner AC, Yu WH, et al. The human oral microbiome. J Bacteriol. 2010; 192(19):5002-17.
3. Kumar PS, Leys EJ, Bryk JM, Martinez FJ, Moeschberger ML, Griffen AL. Changes in periodontal health status are associated with bacterial community shifts as assessed by quantitative 16S cloning and sequencing. J Clin Microbiol. 2006; 44(10):3665-73.
4. Lamont RJ, Hajishengallis G. Synergistic virulence of Porphyromonas gingivalis and Treponema denticola in a murine periodontitis model. Mol Oral Microbiol. 2011; 26(4):229-40.101.
5. Hajishengallis G, Darveau RP, Curtis MA. The keystone-pathogen hypothesis. Nat Rev Microbiol. 2012; 10(10):717-25.
6. Duran-Pinedo AE, Chen T, Teles R, Starr JR, Wang X, Krishnan K, et al. Transcriptoma comunitário do microbioma oral em indivíduos com e sem periodontite. ISME J. 2014; 8(8):1659-72.
7. Hajishengallis G. Immunomicrobial pathogenesis of periodontitis: keystones, pathobionts, and host response. Trends Immunol. 2014; 35(1):3-11.
8. George Hajishengallis Periodontite: da subversão imune microbiana à inflamação sistémica Nat Rev Immunol. 2015 ; 15(1): 30-44.
9. Lamont RJ, Hajishengallis G. Polymicrobial synergy and dysbiosis in inflammatory disease (Sinergia polimicrobiana e disbiose na doença inflamatória). Trends Mol Med. 2014 Epub antes da impressão. 10.1016/j.molmed.2014.11.004.
10. Hajishengallis G. ,Lamont RJ, Polymicrobial communities in periodontal disease: their quasi-organismal nature and dialogue with the host Periodontol 2000. 2021 Jun; 86(1): 210-230.
11. Abusleme L, Dupuy AK, Dutzan N, Silva N, Burleson JA, Strausbaugh LD, et al. O microbioma subgengival na saúde e periodontite e sua relação com a biomassa da comunidade e inflamação. ISME J. 2013; 7(5):1016-25.
12. Page RC, Lantz MS, Darveau R, Jeffcoat M, Mancl L, Houston L, et al. Imunização de Macaca fascicularis contra a periodontite

experimental utilizando uma vacina que contém cisteína proteases purificadas de Porphyromonas gingivalis. Oral Microbiol Immunol. 2007; 22(3):162-8.

13. Hajishengallis G, Darveau RP, Curtis MA. The keystone-pathogen hypothesis. Nat Rev Microbiol. 2012; 10(10):717-25.
14. Haffajee AD, Cugini MA, Tanner A, Pollack RP, Smith C, Kent RL Jr, et al. Microbiota subgengival em idosos saudáveis e bem tratados e em indivíduos com periodontite. J Clin Periodontol. 1998; 25(5):346-53.
15. Darveau RP, Hajishengallis G, Curtis MA. Porphyromonas gingivalis como um potencial ativista comunitário para a doença. J Dent Res. 2012; 91(9):816-20.
16. Darveau RP. Manipulação de neutrófilos por Porphyromonas gingivalis: fator de risco para a periodontite? Trends Microbiol. 2014,10.1016.
17. Hajishengallis G, Liang S, Payne MA, Hashim A, Jotwani R, Eskan MA, et al. Lowabundance biofilm species orchestrates inflammatory periodontal disease through the commensal microbiota and complement. Cell Host Microbe. 2011; 10(5):495.
18. Abe T, Hosur KB, Hajishengallis E, Reis ES, Ricklin D, Lambris JD, et al. Local complementtargeted intervention in periodontitis: proof-of-concept using a C5a recetor (CD88) antagonist. J Immunol. 2012; 189(11):5442-8.
19. Wang M, Krauss JL, Domon H, Hosur KB, Liang S, Magotti P, et al. Microbial hijacking of complement-toll-like recetor crosstalk. Sci Signal. 2010 ;3(109):11.10.
20. Maekawa T, Krauss JL, Abe T, Jotwani R, Triantafilou M, Triantafilou K, et al. Porphyromonas gingivalis manipula o complemento e a sinalização TLR para dissociar a eliminação bacteriana da inflamação e promover a disbiose. Cell Host Microbe. 2014; 15(6):768-78.
21. Hajishengallis G. The inflammophilic character of the periodontitis-associated microbiota. Mol Oral Microbiol. 2014; 10:112.
22. Cyktor JC, Turner J. Interleukin-10 and immunity against prokaryotic and eukaryotic intracellular pathogens. Infect Immun. 2011; 79(8):2964-73.

23. Liang S, Krauss JL, Domon H, McIntosh ML, Hosur KB, Qu H, et al. O recetor C5a prejudica a depuração dependente de IL-12 de Porphyromonas gingivalis e é necessário para a indução de perda óssea periodontal. J Immunol. 2011; 186(2):869-77.
24. Maekawa T, Abe T, Hajishengallis E, Hosur KB, DeAngelis RA, Ricklin D, et al. Estudos genéticos e de intervenção que implicam o complemento C3 como um alvo importante para o tratamento da periodontite. J Immunol. 2014; 192:6020-7.
25. Abusleme L, Dupuy AK, Dutzan N, Silva N, Burleson JA, Strausbaugh LD, et al. O microbioma subgengival na saúde e periodontite e sua relação com a biomassa da comunidade e inflamação. ISME J. 2013; 7(5):1016-25.
26. Potempa M, Potempa J, Kantyka T, Nguyen KA, Wawrzonek K, Manandhar SP, et al. Interpain A, uma cisteína proteinase de Prevotella intermedia, inibe o complemento através da degradação do fator de complemento C3. PLoS Pathog. 2009; 5:e1000316.
44. 25. Kamaguch A, Nakayama K, Ohyama T, Watanabe T, Okamoto M, Baba H. Coagregação de Porphyromonas gingivalis e Prevotella intermedia. Microbiol Immunol. 2001; 45:649-56.
27. Sharma A. Mecanismos de virulência da Tannerella forsythia. Periodontol 2000. 2010; 54:106-16.
28. Jusko M, Potempa J, Karim AY, Ksiazek M, Riesbeck K, Garred P, et al. A metaloproteinase karilysin presente na maioria dos isolados de Tannerella forsythia inibe todas as vias do sistema do complemento. J Immunol. 2012; 188:2338-49.
29. Asakawa R, Komatsuzawa H, Kawai T, Yamada S, Goncalves RB, Izumi S, et al. Outer membrane protein 100, a versatile virulence fator of Actinobacillus actinomycetemcomitans. Mol Microbiol. 2003; 50:1125-39.
30. McDowell JV, Huang B, Fenno JC, Marconi RT. Análise de uma interação única entre o fator H da proteína reguladora do complemento e o agente patogénico periodontal Treponema denticola. Infect Immun. 2009; 77:1417-25.
31. Schenkein HA, Berry CR. Ativação do complemento pelo Treponema denticola. J Dent Res. 1991; 70:107-10.
32. Mevorach D, Mascarenhas JO, Gershov D, Elkon KB. Complement-dependent clearance of apoptotic cells by human macrophages. J Exp Med. 1998; 188:2313-20.

33. Wright SD, Silverstein SC. Os receptores para C3b e C3bi promovem a fagocitose mas não a libertação de oxigénio tóxico dos fagócitos humanos. J Exp Med. 1983; 158:2016-23.

34. Ricklin D, Hajishengallis G, Yang K, Lambris JD. Complement: a key system for immune surveillance and homeostasis. Nat Immunol. 2010; 11:785-97.

35. Mahtout H, Curt S, Chandad F, Rouabhia M, Grenier D. Effect of periodontopathogen lipopolysaccharides and proinflammatory cytokines on CD46, CD55, and CD59 gene/protein expression by oral epithelial cells. FEMS Immunol Med Microbiol. 2011; 62:295-303.

36. Boehringer, H., Berthold, P. H., e Taichman,N. S., Studies on the interaction of human neutrophils with plaque spirochetes, Periodontal Res., 1986, 21:195.

37. Cardone J, Le Friec G, Kemper C. CD46 in innate and adaptive immunity: an update. Clin Exp Immunol. 2011; 164:301-11.

CAPÍTULO 11- BIOMARCADORES DO SISTEMA COMPLEMENTO PARA O DIAGNÓSTICO DA DOENÇA PERIODONTAL

Os componentes do complemento estão presentes na forma ativa em fluidos biológicos, tecidos periodontais e fluido crevicular gengival em concentrações até 70% das encontradas no soro. Evidências clínicas e histológicas sugerem que o complemento pode desempenhar um papel na patogénese da periodontite humana.

Rolf Attstrom et al 1975 utilizaram ensaios de imunidade eletrónica para medir a presença e os níveis dos factores de complemento C3, C4, C5 e C3 proactivador. Encontraram concentrações mais elevadas de C3 e C4 em amostras de gengiva cronicamente inflamada em comparação com as de gengiva saudável. Além disso, o proactivador C3 foi detectado na sua forma convertida em material de gengiva inflamada. Estes resultados sugerem que o sistema do complemento pode ser ativado no material do sulco gengival da gengiva inflamada.[1] .

Courts FJ et al 1977 investigaram a presença de componentes funcionais do complemento (C1) no fluido crevicular gengival (GCF) de humanos com doença periodontal. Concluíram que as bolsas periodontais contêm um sistema de complemento funcional, como evidenciado pela robusta atividade hemolítica dependente do complemento observada nas amostras de FGC analisadas[2] .

Genco RJ et al 1977 descobriram que o fluido crevicular gengival (GCF) de pacientes com periodontite contém concentrações mais elevadas de fragmentos de complemento ativado C3, C3 proactivador (Fator B) e C4 em comparação com GCF de indivíduos saudáveis[3] .

Schenkein HA et al 1978 relataram que, em condições inflamatórias, o fluido crevicular gengival (GCF) contém complemento em concentrações até 70% a 80% das encontradas no soro. No entanto, o soro não é a única fonte de complemento nos tecidos periodontais, uma vez que o complemento também é produzido localmente[4] . Os produtos de clivagem do complemento estão presentes nos exsudados inflamatórios de pacientes com doenças periodontais. Por conseguinte, os componentes do complemento e os seus produtos de clivagem são facilmente detectados na gengiva cronicamente inflamada, mas são indetectáveis ou estão presentes em níveis inferiores em amostras de biópsia gengival saudável[5] .

Schonfeld et al 1983, num estudo com animais, examinaram biópsias gengivais para detetar a presença de imunoglobulinas e a capacidade dos componentes dos tecidos para ativar o complemento de cobaia aplicado exogenamente. Utilizando imunofluorescência, detectaram C3 de cobaia ligado a estes tecidos. O C3 fixado foi consistentemente associado a depósitos de IgG nas amostras de tecido. O estudo concluiu que é provável que os complexos imunes estejam presentes nos tecidos de lesões mais avançadas . [6]

Niekrash CE et al 1985 avaliaram os componentes do complemento C3, C4 e B, bem como os seus produtos de clivagem, no fluido gengival humano. Os seus resultados indicaram que a ativação do complemento, medida pela conversão de C3 em C3c, diminuiu no fluido gengival após a terapia periodontal. Esta diminuição sugeriu um papel para a ativação do complemento no desenvolvimento da doença periodontal inflamatória[7] .

Hetland G et al 1987, num estudo in vitro, descobriram que os macrófagos alveolares humanos e os monócitos podem gerar a via clássica funcional do complemento. Observaram que os leucócitos recrutados, particularmente os macrófagos, servem como fonte local para a produção dos componentes do complemento C4b, C3b e IC3b.[8] .

Patters MR et al 1989 A avaliação da clivagem do complemento de C3, C4 e B foi avaliada na gengivite experimental de voluntários humanos. O estudo mostra a elevação progressiva da ativação do complemento (determinada pela conversão de C3) correlacionada com o aumento dos parâmetros clínicos inflamatórios[9] .

Robert J. Boackle et al 1991 demonstraram a interação entre as secreções salivares e o sistema de complemento humano, propondo-o como um modelo para o estudo dos sistemas de defesa do hospedeiro em superfícies mucosas inflamadas. Descobriram que a saliva aumenta inicialmente a cascata do complemento, o que pode ajudar a defender a área imediatamente acima da fenda gengival da microbiota oral revestida com uma combinação de exsudado seroso e componentes salivares. Observou-se que as proteínas salivares ácidas ricas em prolina (APRP), juntamente com outras substâncias fixadoras de C1 na saliva, modulavam a função do complemento, particularmente quando os rácios saliva-soro excediam 250:1. Além disso, como certas glicoproteínas salivares se ligam a vírus, a potenciação do sistema do complemento pela saliva pode também contribuir para neutralizar infecções virais específicas em superfícies mucosas, onde transudados de tecidos contendo complemento entram em contacto com secreções mucosas como a saliva[10] .

Rautemaa R et al 1996, num estudo imunohistoquímico, revelaram uma expressão mais fraca de CD59 na gengiva afetada pela periodontite em comparação com o tecido gengival saudável. Isto sugere uma proteção diminuída dos tecidos doentes contra potenciais danos nos tecidos causados pela formação de complexos de ataque à membrana autóloga[11] .

Beikler T et al 2008 realizaram um estudo com o objetivo de identificar genes envolvidos na homeostase dos tecidos, analisando os perfis de expressão de genes imunes e inflamatórios nos tecidos periodontais de locais com periodontite crónica grave após terapia periodontal. Entre os 5% de genes que mostraram a regulação negativa mais significativa após a terapia periodontal, o C3 foi destacado de forma proeminente[12] .

Potempa M, et al 2008 num estudo invitro do inibidor de ligação do complemento C4b-binding protein contribui para a resistência sérica de Porphyromonas gingivalis. É interessante notar que, apesar da ativação excessiva do complemento na periodontite, as bactérias periodontais têm vários mecanismos de proteção contra a morte mediada pelo complemento. Por exemplo, a P. gingivalis e a Prevotella intermedia podem capturar e cooptar inibidores solúveis fisiológicos da cascata do complemento, tais como a proteína de ligação ao C4b[13] .

McDowell JV et al 2009 investigaram uma interação distinta entre a proteína reguladora do complemento fator H e o agente patogénico periodontal Treponema denticola. O T. denticola exprime uma lipoproteína de superfície celular de 11,4 kDa que se liga ao fator H do complemento, sendo por isso referida como a proteína de ligação ao fator H[14] .

Liang et al 2011, num estudo in vivo, demonstraram que a capacidade de P. gingivalis para manipular a ativação de TLR2 através do eixo C5a-C5aR permitiu-lhe escapar à eliminação imunitária dependente de IL-12p70 e causar perda óssea inflamatória num modelo murino de periodontite experimental. O estudo concluiu que o P. gingivalis tem como alvo o C5aR para promover a sua aptidão adaptativa e causar doença periodontal. Dada a disponibilidade atual de antagonistas seguros e eficazes do C5aR, o bloqueio farmacológico do C5aR poderia atuar terapeuticamente na periodontite humana e reduzir os riscos sistémicos associados[15] .

Jusko M et al 2012 demonstraram que a karilysin, uma metaloproteinase encontrada na maioria dos isolados de Tannerella forsythia, inibe todas as vias do sistema do complemento. Proteases bacterianas específicas, como as gingipains específicas da Arg de P. gingivalis e a karilysin de T. forsythia, clivam C5 para libertar C5a biologicamente ativo. Simultaneamente, estas proteases degradam eficazmente o componente C5b, impedindo assim a formação do complexo de ataque à membrana[16] .

Zhan Y et al 2014 Usando um método integrativo de priorização de genes e bases de dados de estudos de associação do genoma e experiências de microarray, identificou o C3 entre os 21 genes candidatos mais promissores envolvidos na periodontite[17] .

Maekawa T et al 2014, num estudo genético e de intervenção que implica o complemento C3 como um alvo importante para o tratamento da periodontite, concluíram que a inibição local de C3 bloqueia a periodontite experimental em primatas não humanos[18] .

Sri Rangarajan et al 2019 avaliaram o impacto da terapia periodontal não cirúrgica nos níveis de complemento C3 e fator B no fluido crevicular gengival (GCF) e no soro, e a sua relação com os níveis de Porphyromonas gingivalis em indivíduos com periodontite crónica (PC). Os seus resultados revelaram uma forte correlação entre os níveis de P. gingivalis e do fator B na PC, e a subsequente raspagem e alisamento radicular (SRP) levou a uma diminuição destes valores. Isto sugere uma potencial modulação da via alternativa do complemento por P. gingivalis[19] .

Maria Anastasia Grande et al 2020 realizaram um estudo que comparou os níveis salivares da proteína C3 do sistema complemento total e do seu produto de divisão, C3c de fase fluida, entre pacientes com periodontite e controlos periodontalmente saudáveis. As suas descobertas indicaram níveis salivares elevados de C3c em pacientes com periodontite, e estes níveis foram preditivos de reduções na hemorragia à sondagem (BOP), particularmente em indivíduos que mostraram uma má resposta ao tratamento. Isto sugere que os níveis salivares de C3c são promissores como um potencial biomarcador para prever a resposta clínica ao tratamento periodontal não cirúrgico[20] .

Christian Damgaard et al. 2022 investigaram se os níveis do componente central do complemento C3 e dos seus produtos de ativação C3c e C3dg na saliva e no plasma poderiam indicar diferenças na atividade da doença entre pacientes com Periodontite de Grau B ou Periodontite de Grau C. O estudo concluiu que os níveis salivares de C3 total eram mais elevados em pacientes com Periodontite de Grau B ou Periodontite de Grau C em comparação com controlos saudáveis[21] .

Simran et al 2022 examinaram a secreção de C5a tanto no fluido crevicular gengival (GCF) como na saliva de pacientes com doença periodontal. Observaram níveis mais elevados de C5a em doentes com periodontite em ambos os fluidos orais. Estes resultados implicam que os níveis elevados de C5a nos fluidos orais de indivíduos com periodontite podem significar um potencial envolvimento desta molécula na patogénese da doença[22] .

Salminen et al 2022 realizaram um estudo de associação de todo o genoma e identificaram fortes associações entre polimorfismos genéticos no gene do fator H do complemento (CFH) e na região do gene S100A com a concentração sérica de metaloproteinase 8 da matriz (MMP-8) e a libertação de MMP-8 dos neutrófilos. Encontraram também associações entre os níveis salivares de S100A8, S100A12, MMP-8 e complexo terminal do complemento (TCC), bem como polimorfismos do CFH, com sinais clínicos e radiográficos de periodontite. Estes resultados apoiam a noção de que qualquer perturbação na regulação do complemento pode aumentar o risco de doenças inflamatórias, como a periodontite[23] .

Huang et al. 2023 utilizaram a imunohistoquímica e o ensaio de imunoabsorção enzimática para examinar os níveis de expressão de C3b e C4b no tecido gengival e no fluido crevicular gengival (GCF). Verificaram que os níveis de C3b e C4b depositados localmente estavam positivamente associados à gravidade da periodontite. Estas proteínas foram identificadas como potenciais biomarcadores de diagnóstico específicos do local para caraterísticas clinicopatológicas na periodontite[24] .

REFERÊNCIAS

1. Rolf Attstrom, Anna-Brtta Laurel, Ulf Lahsson e Anders Sjoholm Factores de complemento no material da fenda gengival de gengivas saudáveis e inflamadas em seres humanos J Periodontal Res 1975;45:121-133.
2. Courts FJ, Boackle RJ, Fudenberg HH, Silverman MS. Deteção de componentes funcionais do complemento no fluido crevicular gengival de humanos com doenças periodontais. J Dent Res. 1977; 56(3):327-31.
3. Attstrom R, Laurel AB, Lahsson U, Sjoholm A. Factores de complemento no material do sulco gengival de gengivas saudáveis e inflamadas em humanos. J Periodont Res. 1975; 10(1):19-27.
4. Lally ET, McArthur WP, Baehni PC. Biossíntese de componentes do complemento na gengiva cronicamente inflamada. J Periodontal Res. 1982; 17(3):257-62.
5. Schenkein HA, Genco RJ. Produtos de clivagem do complemento em exsudados inflamatórios de pacientes com doenças periodontais. J Immunol. 1978; 120(5):1796.
6. Harvey A. Schenkein The Role of Complement in Periodontal Diseases Critical Reviews in Oral Biology and Medicine, 2(1):65-81 19.
7. Niekrash CE, Patters MR. Avaliação simultânea dos componentes do complemento C3, C4 e B e dos seus produtos de clivagem no fluido gengival humano. II. Alterações longitudinais durante a terapia periodontal. J Periodontal Res. 1985; 20(3):268-75.
8. Hetland G, Johnson E, Royset P, Eskeland T. Human alveolar macrophages and monocytes generate the functional classical pathway of complement in vitro. Ata Pathol Microbiol Immunol Scand C. 1987; 95(3):117-22.
9. Patters MR, Niekrash CE, Lang NP. Avaliação da clivagem do complemento no fluido gengival durante a gengivite experimental no homem. J Clin Periodontol. 1989; 16(1):33-7.
10. R J Boackle The interaction of salivary secretions with the human complement system - a model for the study of host defense systems on inflamed mucosal surfaces Crit Rev Oral Biol Med1991;2(3):355-67.

11.Rautemaa R, Meri S. Proteção do epitélio gengival contra danos mediados pelo complemento através de uma forte expressão do inibidor do complexo de ataque à membrana protectina (CD59). J Dent Res. 1996; 75(1):568-74.
12.Beikler T, Peters U, Prior K, Eisenacher M, Flemmig TF. Gene expression in periodontal tissues following treatment (Expressão de genes em tecidos periodontais após tratamento). BMC Med Genomics. 2008; 1:30. 1755-8794.
13.Potempa M, Potempa J, Okroj M, Popadiak K, Eick S, Nguyen KA, et al. A ligação da proteína de ligação ao inibidor do complemento C4b contribui para a resistência ao soro de Porphyromonas gingivalis. J Immunol. 2008; 181(8):5537-44.
14.McDowell JV, Huang B, Fenno JC, Marconi RT. Análise de uma interação única entre o fator H da proteína reguladora do complemento e o agente patogénico periodontal Treponema denticola. Infect Immun. 2009; 77(4):1417-25.
15.Shuang Liang, Jennifer L. Krauss, Hisanori Domon, Megan L. McIntosh, Kavita B. Hosur, Hongchang Qu, Fenge Li, Apostolia Tzekou, John D. Lambri e George Hajishengallis O recetor C5a prejudica a depuração dependente de IL-12 de Porphyromonas gingivalis e é necessário para a indução de perda óssea periodontal J Immunol. 2011; 186(2): 869-877.
16.Jusko M, Potempa J, Karim AY, Ksiazek M, Riesbeck K, Garred P, et al. A metaloproteinase karilysin presente na maioria dos isolados de Tannerella forsythia inibe todas as vias do sistema do complemento. J Immunol. 2012; 188(5):2338-49.
17.Zhan Y, Zhang R, Lv H, Song X, Xu X, Chai L, et al. Priorização de genes candidatos para a periodontite utilizando múltiplas ferramentas computacionais. J Periodontal. 2014; 85(8):1059- 69.
18.Maekawa T, Abe T, Hajishengallis E, Hosur KB, DeAngelis RA, Ricklin D, et al. Estudos genéticos e de intervenção que implicam o complemento C3 como um alvo importante para o tratamento da periodontite. J Immunol. 2014; 192:6020-7.
19.Srirangarajan Sridharan, Paruchuri M. SravaniInterrelação entre Porphyromonas gingivalis e os níveis de Complemento C3 e Fator B em indivíduos com Periodontite Crónica 2019 Dentistry and Medical Research.

20. Maria Anastasia Grande,Daniel Belstrøm, Christian Damgaard, Palle Holmstrup, Sai Sindhu Thangaraj, Claus Henrik Nielsen,Yaseelan Palarasah Complemento do produto dividido C3c na saliva como biomarcador para periodontite e resposta ao tratamento periodontal J Periodont Res. 2020;00:1-7.
21. Christian Damgaard,Laura Massarenti, Anne Katrine Danielsen,Jonas H. Graversen, Palle Holmstrup1 Claus H. Nielsen, Yaseelan Palarasah J Periodontol. 2022;93:1294- 1301.
22. Simran,Ann Maria,Carlos Marcelo. Níveis aumentados de C5a no fluido crevicular gengival e na saliva de pacientes com doença periodontal Pathogens 2022, 11: 983.
23. Aino Salminen, Milla Pietiäinen, Susanna Paju, Timo Sorsa, Päivi Mäntylä, Kåre Buhlin,Juha Sinisalo e Pirkko J. Pussinen Os polimorfismos do fator H do complemento comum estão associados à periodontite em pacientes idosos J Periodontol. 2022 ; 93(11): 1626-1634.
24. Ren-Yeong Huang e Fang-Yi Tseng Os componentes do complemento C3b e C4b como potenciais biomarcadores de diagnóstico fiáveis e específicos do local para a periodontite J periodontal Res 2023;58(5):1020-103.

CAPÍTULO - 12 ACTIVAÇÃO DO COMPLEMENTO NA PERI-IMPLANTITE

Os implantes dentários são normalmente utilizados na prática clínica para substituir dentes em falta. Estes implantes, normalmente feitos de titânio, facilitam a osteointegração, o que garante um suporte estável para uma prótese sob cargas funcionais[1] . No entanto, a peri-implantite continua a ser uma preocupação, com taxas de prevalência estimadas que variam entre 7,7% e 21% dos implantes dentários[2] . A peri-implantite é caracterizada por disbiose microbiana submucosa e inflamação no tecido conjuntivo peri-implantar, levando a uma perda progressiva ou muitas vezes galopante de osso alveolar .[3]

Quando a inflamação à volta de um implante dentário está confinada à mucosa oral sem afetar o osso alveolar, é designada por mucosite peri-implantar. À semelhança da relação entre gengivite e periodontite, a mucosite peri-implantar é considerada um precursor da peri-implantite. Existem várias semelhanças entre a peri-implantite e a periodontite no que respeita às caraterísticas clínicas e à etiologia. Em ambas as condições, as áreas radiolúcidas nas imagens radiográficas dentárias, indicativas de perda óssea, e a acumulação de placa dentária desempenham um papel crucial na exacerbação do seu estado inflamatório. No entanto, existem também diferenças notáveis entre estas duas condições inflamatórias orais .[4]

A taxa de progressão da perda óssea à volta dos implantes é normalmente mais rápida, resultando em lesões de peri-implantite mais extensas em comparação com as lesões de periodontite. Os defeitos peri-implantares apresentam frequentemente uma forte especificidade espacial, circundando predominantemente o implante sem afetar os dentes adjacentes[4] . As lesões em redor do corpo do implante são caracterizadas por áreas maiores e mais densas povoadas por células inflamatórias, incluindo células plasmáticas, macrófagos e neutrófilos .[5]

As partículas de titânio servem como sinais de ativação imune abiótica na peri-implantite, juntamente com sinais microbianos. Activam o recetor 3 do complemento e o recetor A do scavenger, desencadeando respostas pró-inflamatórias e morte celular[6] . Adicionalmente, as partículas de titânio induzem a osteoclastogénese in vivo. A alteração das defesas imunitárias do hospedeiro por factores abióticos persistentes não tem precedentes de um ponto de vista evolutivo e pode levar a uma inflamação destrutiva desenfreada, necessitando de terapêuticas imunomoduladoras para a sua gestão. Para além disso, o microbioma disbiótico associado à peri-implantite resiste frequentemente aos regimes antibióticos periodontais padrão, o que torna difícil eliminar as causas da inflamação após a ocorrência da peri-implantite. Por conseguinte, o desenvolvimento de terapêuticas de modulação do hospedeiro para a peri-implantite é imperativo .[7]

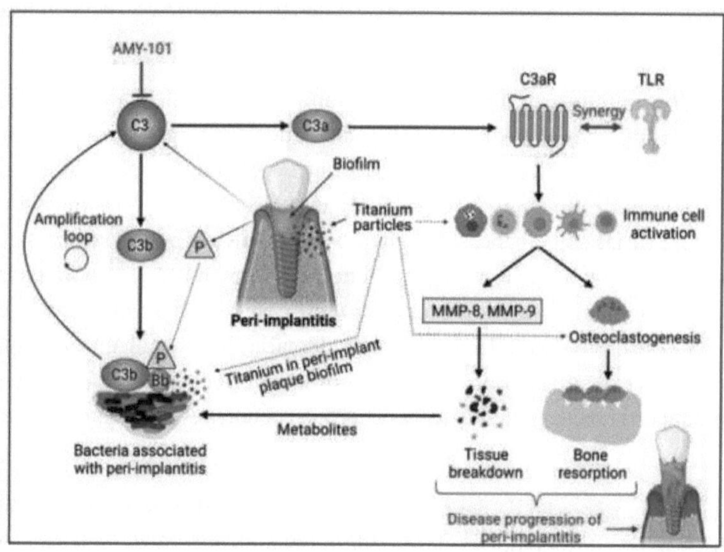

Figura 1: Envolvimento do complemento na peri-implantite e potencial de intervenção do AMY-101 (Cortesia da figura: kajikawa et al 2022)

A expressão significativamente elevada de C3 no tecido peri-implantar e a presença de uma microbiota disbiótica podem resultar na sobreactivação do complemento e, consequentemente, em grandes quantidades de C3a e C3b na peri-implantite. A ligação do C3b à superfície das bactérias associadas à peri-implantite forma uma C3 convertase, C3bBb. Isto contribui para a formação de um ciclo de amplificação que produz ainda mais C3a e C3b. A expressão de properdina, um regulador positivo da

ativação do complemento, é também significativamente mais elevada no tecido da peri-implantite (em comparação com o tecido saudável), o que acelera o ciclo de amplificação. Estes eventos podem potencialmente resultar numa produção excessiva de C3a. O C3a, por sua vez, ativa o C3aR nas células imunitárias, que demonstrou sinergias com diferentes TLRs. A sinergia inflamatória C3aR-TLR pode levar à rutura dos tecidos e à reabsorção óssea através da indução de MMPs e osteoclastogénese, respetivamente, conduzindo assim à periimplantite. Tal como na periodontite, os metabolitos libertados pelo tecido degradado em redor dos implantes podem exacerbar a disbiose, que por sua vez pode contribuir para a perpetuação da periimplantite, resultando num ciclo vicioso. As partículas de titânio libertadas pela abrasão mecânica podem reforçar ainda mais este ciclo vicioso (setas a tracejado). Ao bloquear a ativação do complemento ao nível do C3, o AMY-101 administrado localmente tem o potencial de bloquear a destruição do tecido inflamatório na peri-implantite. C3aR, recetor C3a; MMP, metaloproteinase da matriz; P, Properdina; TLR, recetor Toll-like.
C.R. Perala et al. 1991, num estudo in vitro, a geração de C3a e C5a foi avaliada utilizando técnicas de radioimunoensaio. Os resultados indicaram uma ativação notável do complemento por todos os implantes testados, em comparação com a incubação de soro de controlo. O estudo concluiu que todos os implantes examinados activaram o sistema de complemento e não eram fisiologicamente inertes. Consequentemente, a ativação do complemento pode contribuir positivamente para a cicatrização ou ter um impacto negativo na adaptação do Osseo, quer inicialmente quer ao longo do tempo[8] .

S. Verardi et al., 2010, realizaram um estudo com o objetivo de caraterizar a expressão de receptores para o complemento C1q da imunidade inata em fibroblastos de peri-implantite humana e investigar os efeitos do C1q nas propriedades pró-inflamatórias destas células. O estudo concluiu que os fibroblastos da peri-implantite apresentam diferenças na expressão fenotípica do complemento C1qR e na função em comparação com os fibroblastos da periodontite. Além disso, diferem dos fibroblastos saudáveis em termos de função pró-inflamatória, angiogénica e fibrogénica. Estes resultados sugerem que os fibroblastos da peri-implantite podem representar um novo subtipo[9] .

M.H. Pham et al. 2020 investigaram a capacidade das superfícies de titânio modificadas com flúor para ativar cascatas de complemento, utilizando como modelo a camada de buffy coat humana. Observaram a deteção de componentes do complemento e produtos de clivagem quando as camadas de buffy coat humano foram cultivadas com superfícies de titânio. Além disso, verificaram que a modificação da superfície do corpo do implante por flúor, que é comummente encontrado no ambiente oral, influenciou a concentração de C3 e C4[10] .

Alexander et al 2020 efectuaram um estudo utilizando um sistema de co-cultura de discos de titânio-osteoclastos in vitro. Demonstraram que a interação entre osteoclastos e titânio leva à libertação de C3a, TNF e MMP-9 nos sobrenadantes da cultura. Esta resposta pró-inflamatória, juntamente com a geração de osteoclastos in vitro, foi inibida pelo bloqueio do C3aR, indicando que o C3a pode atuar como um efector da osteoclastogénese induzida pelo titânio[11] .

Xiaohan Liu et al 2021 avaliaram o impacto do C3 na osteoclastogénese no tecido que envolve os implantes de titânio durante o desenvolvimento da reabsorção óssea num modelo de ratinho. Os seus resultados indicaram a ativação das vias clássica e alternativa, conduzindo a um aumento da expressão de C3 no tecido que circunda o implante e à subsequente ativação dos osteoclastos[12] .

REFERÊNCIAS

1. F.A. Shah, P. Thomsen, A. Palmquist, Osseointegração e interpretações actuais da interface osso-implante, Ata Biomater.2019;84:1-15.
2. D. French, H.M. Grandin, R. Ofec, Estudo de coorte retrospetivo de 4.591 implantes dentários: análise de indicadores de risco para perda óssea e prevalência de mucosite peri-implantar e peri-implantite, J. Periodontol. 2019;7,90: 691-700.
3. F. Schwarz, J. Derks, A. Monje, H.L. Wang, Peri-implantitis, J. Clin. Periodontol. 2018;45:S246-S266.
4. L.J.A. Heitz-Mayfield, G.E. Salvi, Mucosite peri-implantar, J. Periodontol. 2018 ;89S257-S266.
5. G.A. Kotsakis, D.G. Olmedo, Peri-implantitis is not periodontitis: scientific discoveries shed light on microbiome-biomaterial interactions that may determine disease phenotype, Periodontology 2000;2001; 86 : 231-240.
6. O. Carcuac, T. Berglundh, Composição de lesões de peri-implantite e periodontite humanas, J. Dent. Res. 2014;11,93: 1083-1088.
7. D.S. Rakshit, J.T.E. Lim, K. Ly, L.B. Ivashkiv, B.J. Nestor, T.P. Sculco, P.E. Purdue, Envolvimento do recetor do complemento 3 (CR3) e do recetor scavenger nas respostas dos macrófagos aos resíduos de desgaste, J. Orthop. Res. 2006;11,24:2036-2044.
8. C.R. Perala D, J. Gelfand, Ativação do complemento por implantes dentários, Int. J. Oral Maxillofac. Implants 1991;2,6:136-141.

9.S. Verardi, M. Quaranta, S. Bordin Os fibroblastos da peri-implantite respondem ao fator imunitário do hospedeiro C1q , J Periodont Res 2011; 46: 134-140.

10.M.H. Pham, H.J. Haugen, J.E. Reseland, A modificação com flúor das superfícies de titânio aumenta a ativação do complemento, Materials 2020;3,13.

11.Alexander ,Elena,Ana mariana .A Comparison of Osteoblast and Osteoclast In Vitro Co-Culture Models and Their Translation for Preclinical Drug Testing Applications i nt. J. Mol. Sci. 2020, 21(3): 912.

12.X. Liu, S. Li, Y. Meng, Y. Fan, J. Liu, C. Shi, F. Ren, L. Wu, J. Wang, H. Sun, Osteoclast differentiation and formation induced by titanium implantation through complement C3a, Mater. Sci. Eng. C Mater. Biol. Appl. 2021;122 : 111932.

CAPÍTULO - 13 O SISTEMA DO COMPLEMENTO E IMPLICAÇÕES TERAPÊUTICAS

Apesar do reconhecimento de longa data da importância do complemento no desenvolvimento da inflamação e da lesão tecidular nas doenças auto-imunes, até há pouco tempo, o desenvolvimento de fármacos destinados a interromper ou atenuar as respostas mediadas pelo complemento era relativamente pouco visado. Embora tenham sido propostas ou estejam a ser desenvolvidas várias abordagens terapêuticas dirigidas ao complemento, os progressos têm sido lentos. A associação do complemento a doenças comuns e graves suscitou um interesse crescente na descoberta de medicamentos para o complemento. No entanto, apesar do vasto conhecimento das complexidades da cascata e de décadas de esforços de investigação, muito poucos medicamentos avançaram para a fase final dos estudos clínicos.

AGENTES ANTICOMPLEMENTO

Os agentes anticomplementares são medicamentos que bloqueiam qualquer uma das vias do complemento, quer de forma não selectiva quer selectiva, que podem reduzir rapidamente a inflamação dos tecidos e atenuar a resposta imunitária adaptativa a antigénios estranhos e tecidulares.

Podem ser divididos de acordo com o seu objetivo na cascata do complemento. Pode ocorrer uma interceção terapêutica da cascata do complemento:

I) Ao nível da sua via terminal comum de efectores do complemento (por exemplo, C5).

A. Direcionamento para C5.

B. Visar a via terminal para além de C5.

C. Direcionar componentes ou reguladores individuais da convertase.

II) Ao nível do seu componente chave comum de ativação e amplificação (ou seja, C3).

A. Direcionar as C3 convertases.

B. Utilização dos reguladores endógenos da C3 convertase como fármacos ou pistas.

C. Utilização dos reguladores da convertase C3 de membrana como fármacos ou pistas.

D. Peptídeos anafilácticos como alvo.

E. Inibidores das proteases envolvidas na formação e atividade da convertase.

III) Ao nível dos eventos de iniciação específicos da via.

A. Direcionar as enzimas dos complexos de iniciação.

B. Direcionar a ligação e a montagem dos complexos de iniciação.

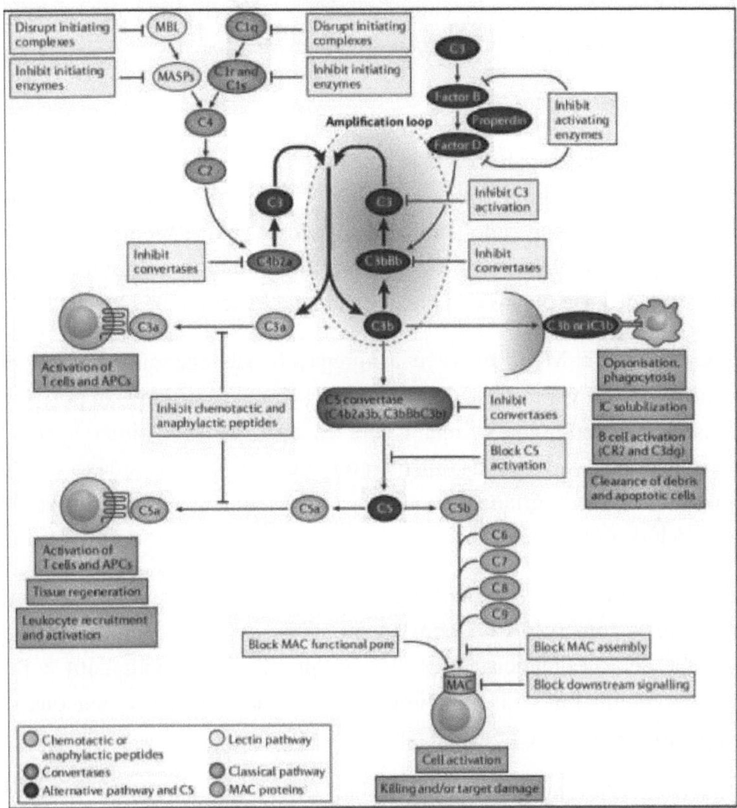

Figura 1: Alvos de inibição na via do complemento (Cortesia da figura: B. Paul Morgan nature reviews drug discovery)

I) Ao nível da sua via terminal comum de efectores do complemento

Os inibidores da via efectora têm como alvo C5 e incluem pelo menos 6 novos compostos derivados de mAb, um ARN de pequena interferência (siRNA) e 2 pequenas moléculas. Um segundo grupo de inibidores intercepta a cascata do complemento a montante de C5; incluem inibidores gerais de C3 e agentes que visam especificamente as vias de ativação do complemento clássicas (CCP), alternativas (CAP) e de manose/lectina (CMP)[1] . Estes inibidores a montante incluem mAb, pequenos compostos, bem como proteínas concebidas com base em reguladores endógenos da ativação do complemento.

A. Direcionado para C5

O C5 sofre ativação para produzir duas moléculas distintas com funções diferentes. O fragmento mais pequeno, C5a, actua como um potente quimioatractor, tendo sido explorados esforços para bloquear as suas actividades do ponto de vista terapêutico. Entretanto, o fragmento maior, C5b, serve de base para o complexo de ataque à membrana (MAC).

A montagem do MAC envolve a agregação não enzimática de cinco componentes da via terminal (C5b e C6-C9) numa estrutura de poro que se insere na membrana celular e através dela. O C5b, ainda ligado à convertase, liga-se sequencialmente ao C6 e ao C7. O complexo C5b67 resultante é então libertado da convertase e liga-se à membrana através de um sítio hidrofóbico lábil.

Subsequentemente, C8 e múltiplas cópias de C9 são recrutadas para completar a construção do poro. A atividade do MAC é naturalmente regulada por ineficiências inerentes ao processo de montagem e por proteínas reguladoras que monitorizam a membrana para evitar que os complexos MAC se liguem à superfície.

O local de ligação hidrofóbico no C5b67 é inerentemente instável, decaindo rapidamente após a interação com a água numa fração de segundo. Além disso, várias proteínas plasmáticas ligam-se ao MAC para limitar ainda mais a sua capacidade de se ligar à membrana. A clustecrina e a vitronectina, também conhecida como proteína S, são proteínas multifuncionais que, entre os seus vários papéis, inibem a montagem do MAC desta forma. Além disso, a C8 pode inibir eficazmente a formação da MAC se se ligar à C5b67 na fase fluida.

Quando o C5b67 se liga à membrana, fica protegido dos inibidores plasmáticos, permitindo-lhe recrutar C8 e C9 para a formação de MAC. No entanto, o regulador de membrana CD59, uma pequena proteína ancorada em glicosilfosfatidilinositol (GPI), serve como linha final de defesa. A CD59 liga-se ao complexo MAC em formação e impede a conclusão do poro MAC.

Existem inúmeras oportunidades de intervenção terapêutica. O alvo mais óbvio é o componente inicial da MAC, o C5b. A inibição da produção de C5b através da seleção das convertases de C3 e C5 pode travar a formação da MAC. Em alternativa, o próprio C5 pode ser alvo de uma ação que o torne resistente à clivagem, como demonstrado pelo eculizumab, um anticorpo monoclonal que tem como alvo o C5, que tem sido o medicamento específico do complemento mais bem sucedido até à data.

O sucesso do eculizumab despertou o interesse em abordagens alternativas para impedir a clivagem de C5. A Novartis introduziu um anticorpo monoclonal específico para C5, o LFG316, em ensaios de Fase II para terapia intraocular na DMRI avançada e, mais recentemente, na coroidite e panuveíte[2] . Além disso, foram iniciados ensaios de Fase I para avaliar a segurança e a eficácia do LFG316 em doentes com HPN.

Outro candidato promissor é o Mubodina, um fragmento de anticorpo monoclonal humano recombinante específico de C5 desenvolvido pela Adienne Pharma & Biotech. A Mubodina foi submetida a ensaios em fase inicial na SHUa e noutras doenças renais.

A OmCI, uma pequena lipocalina presente na saliva das carraças moles, é um potente inibidor da C5 que demonstrou eficácia em modelos de roedores. A OmCI recombinante, conhecida como Coversin, concluiu os ensaios de Fase I em 2014 e está a ser desenvolvida para a HPN e outras doenças causadas por MAC.

O SOBI002, desenvolvido pela Swedish Orphan Biovitrum, é um bloqueador de C5 baseado na tecnologia Affibody. O SOBI002, que inclui um motivo de ligação à albumina para prolongar a sua meia-vida plasmática, encontra-se atualmente na Fase I dos ensaios.

Para além das abordagens biológicas, surgiram também estratégias não biológicas. A RaPharma desenvolveu um péptido cíclico que se liga ao C5 e impede a clivagem e a ativação. Foram comunicados dados pré-clínicos promissores e estão planeados estudos de Fase I para um futuro próximo.

B. Ter como alvo a via terminal: para além do C5

O bloqueio da clivagem de C5 tem implicações na paragem da produção de C5a e de MAC, o que pode ter consequências significativas se for mantido a longo prazo. Para atingir especificamente a MAC, são necessários agentes que actuem a jusante da clivagem de C5. Os compostos que imitam a ação de inibidores naturais como a clusterina, a vitronectina e o C8, que competem pelo local de ligação à membrana do C5b67, poderiam reduzir a eficiência da formação da MAC. Do mesmo modo, os mimetizadores do CD59, que bloqueiam as etapas finais da montagem do MAC, poderiam inibir eficazmente a formação do poro lítico.

Embora se tenha demonstrado que o CD59 recombinante solúvel (sCD59) inibe a lise in vitro, a sua eficácia in vivo é limitada devido à ligação às proteínas plasmáticas. O CD59 recombinante, ligado ao mesmo motivo de ligação à membrana que o Microconcept, foi desenvolvido e demonstrou proteger os eritrócitos da lise na HPN e aliviar o desenvolvimento de artrite num modelo de rato quando administrado intra-articularmente no início da doença.

Em alternativa, a seleção de qualquer componente da via terminal essencial para a formação de MAC poderia ser eficaz. A Regenesance BV tem procurado atingir a C6 utilizando tanto anticorpos monoclonais bloqueadores específicos da C6 como abordagens anti-sentido, tendo estas últimas demonstrado eficácia em modelos animais. Além disso, a Regenesance descreveu um inibidor de pequenas moléculas da C6 em desenvolvimento para a síndrome de Guillain-Barré, embora não tenham sido comunicadas mais actualizações do desenvolvimento.

C. Direcionar componentes ou reguladores individuais da convertase

A seleção de componentes individuais da convertase e de reguladores oferece várias estratégias para modular a atividade do complemento. Estas abordagens incluem o aumento do consumo ou a diminuição da síntese de componentes, o aumento das concentrações de reguladores através da suplementação ou do aumento da síntese, a prevenção de alterações conformacionais essenciais ou da clivagem enzimática, ou a suscetibilidade dos componentes à degradação.

É provável que a modulação sistémica da cascata utilizando reguladores solúveis endógenos ou versões solúveis de proteínas de controlo associadas à membrana resulte numa modulação negativa em vez de um bloqueio completo, proporcionando um efeito terapêutico mais medido. No entanto, atingir níveis plasmáticos suficientes destas proteínas para afetar a atividade da convertase pode ser um desafio devido a quantidades proibitivas de proteínas. Por conseguinte, esta abordagem exigirá uma previsão cuidadosa da dose, e a dosagem poderá ter de ser adaptada a doenças e indivíduos específicos.

A Alnylam desenvolveu uma molécula de interferência de RNA (RNAi) dirigida a C5, ALN-CC5, que reduz os níveis plasmáticos de C5 em mais de 90% quando administrada mensalmente por injeção subcutânea em primatas não humanos. Originalmente desenvolvida para a terapia da hemoglobinúria paroxística nocturna (HPN), a ALN-CC5 está agora a ser submetida a ensaios de Fase I/II, conforme anunciado num comunicado de imprensa recente da Alnylam.

II) Ao nível da sua componente comum de ativação e amplificação de chaves

A) Direcionar as convertases C3

A montagem e a função das enzimas de clivagem do C3 nas vias clássica, da lectina e alternativa apresentam mecanismos distintos, apesar das suas semelhanças funcionais e estruturais. Nas vias clássica e das lectinas, o C4 é clivado por C1s activados (ou MASP2) no complexo C1 ligado à superfície (ou MBL-MASP). O fragmento C4b resultante liga-se a superfícies adjacentes, capturando C2 e apresentando-o para clivagem por C1s ou MASP2. O complexo C4b2a formado actua como a convertase C3 nestas vias, com C2a a clivar C3 para gerar C3a e C3b, bem como a clivar C5 para formar C5a e C5b.

Na via alternativa, a montagem da C3 convertase requer C3b, que pode ser gerado através da ativação da via clássica/lectina ou através da ativação de tick-over em superfícies. O C3b liga-se ao fator B (FB), levando a alterações conformacionais que expõem o FB à clivagem pelo fator D (FD). O complexo C3bBb resultante actua como convertase de C3 na via alternativa, com o fragmento Bb a clivar C3 e C5.

Dado o papel fundamental da via alternativa na amplificação da ativação do complemento, esta apresenta alvos atractivos para o desenvolvimento de medicamentos. Os agentes podem ter como alvo vários aspectos da via, incluindo a montagem de complexos, a atividade de serino-proteases (como C1r, C1s, MASP2, FD e Bb), a regulação por factores como o fator I (FI) ou os próprios substratos (C3 e C5). Também é possível visar fragmentos activos como C3a, C5a, C3b e C5b para bloquear os seus efeitos a jusante.

Além disso, a natureza naturalmente lábil das convertases e a existência de proteínas reguladoras que aceleram a sua decomposição fornecem alvos adicionais. Estas proteínas reguladoras podem deslocar as enzimas dos complexos e atuar como cofactores para uma maior clivagem e inativação irreversível de C3b ou C4b por FI. A intervenção nestes mecanismos reguladores pode potencialmente modular a ativação do complemento e os seus efeitos a jusante.

B. Utilização dos reguladores endógenos da C3 convertase como fármacos ou pistas

O sucesso do inibidor de C1 (C1INH) no tratamento de doenças associadas a uma ativação desregulada do complemento realçou o potencial de desenvolvimento de fármacos dirigidos aos reguladores plasmáticos do sistema do complemento. A deficiência de Fator H (FH), embora rara, está associada a uma desregulação grave de C3 no plasma ou nas superfícies celulares, conduzindo a várias doenças renais, como a glomerulopatia C3 e a síndrome hemolítico-urémica atípica (aHUS). A troca de plasma tem sido utilizada com êxito no tratamento da deficiência de FH, sugerindo que a terapia de substituição de FH pode ser eficaz nestas doenças .[4]

Um outro regulador plasmático, a proteína de ligação C4b (C4BP), controla a via clássica da C3 convertase na fase fluida. Apesar da sua complexidade e estrutura oligomérica, a C4BP não tem recebido muita atenção em termos de aplicações terapêuticas.

A properdina, por outro lado, é uma proteína plasmática que estabiliza a via alternativa da convertase e actua como um regulador positivo[5] . Além disso, pode funcionar como uma molécula de reconhecimento de padrões, iniciando a ativação da via alternativa através da ligação a alvos específicos. A deficiência de properdina, que é ligada ao X, aumenta a suscetibilidade a infecções, particularmente por espécies de Neisseria. Por conseguinte, a suplementação de properdina em indivíduos com deficiência poderia potencialmente reduzir o risco de infeção.

Estes reguladores plasmáticos representam alvos promissores para o desenvolvimento de medicamentos destinados a modular a ativação do complemento e a restaurar o seu equilíbrio em várias doenças associadas a uma atividade desregulada do complemento.

C. Utilização dos reguladores da convertase C3 de membrana como medicamentos ou pistas

O desenvolvimento de reguladores membranares das convertases C3 como terapêutica coloca desafios únicos em comparação com os reguladores plasmáticos, uma vez que não podem ser facilmente purificados para ensaio. Em vez disso, as formas solúveis recombinantes devem ser geradas e avaliadas quanto aos seus potenciais efeitos terapêuticos.

A primeira destas formas recombinantes solúveis foi uma forma recombinante solúvel do recetor do complemento 1 (CR1), conhecida como sCR1 ou TP10, que compreendia toda a sequência extracelular de trinta repetições de consenso curtas. Esta proteína demonstrou uma inibição potente das convertases da via clássica e alternativa in vitro, e o pré-tratamento com sCR1 protegeu contra a lesão de reperfusão num modelo de enfarte do miocárdio em ratos.

Apesar dos esforços iniciais de desenvolvimento da SmithKline Beecham e dos ensaios clínicos subsequentes da Avant Immunotherapeutic em várias condições, como a síndrome de dificuldade respiratória do adulto, lesão pulmonar aguda e bypass cardiopulmonar, o sCR1 enfrentou contratempos, particularmente em grandes ensaios de sépsis, e não progrediu para estas indicações.

Outras investigações identificaram as três repetições de consenso curtas N-terminais da CR1 como a unidade reguladora mínima do complemento. Um fármaco que contém estas três repetições ligadas a um motivo de ligação à membrana não específico (APT-070 ou Mirococept) demonstrou uma eficácia notável como inibidor do complemento em modelos de roedores e porcos quando administrado local ou sistemicamente. A produção deste agente foi rentável e provou ser seguro em estudos humanos.

Apesar de terem sido produzidas e testadas em modelos animais formas solúveis recombinantes de outros reguladores da convertase C3 membranar, como o CD46 e o CD55, a maioria estagnou na fase pré-clínica inicial[6] . Uma exceção foi uma molécula quimérica CD55-CD46 (CAB2 ou MLN-2222) que entrou nos ensaios de Fase I em bypass cardiopulmonar, mas não progrediu mais.

C. Peptídeos anafilácticos como alvo

O C3a e o C5a, libertados pela ação das enzimas C3 e C5 convertase, respetivamente, são polipéptidos biologicamente activos que se ligam a receptores específicos em vários tipos de células, exercendo uma vasta gama de efeitos. Enquanto o C5a é um potente desencadeador de inflamação implicado em numerosas doenças, o C3a apresenta uma mistura mais matizada de actividades pró e anti-inflamatórias .[7]

Tanto o C3a como o C5a, juntamente com os seus metabolitos, ligam-se a receptores acoplados à proteína G (GPCR) de sete transmembranas, que são membros da família dos receptores de citocinas e quimiocinas. Estes receptores representam alvos atractivos para os medicamentos, à semelhança de outros GPCRs visados por bloqueadores específicos de pequenas moléculas.

A ChemoCentryx desenvolveu uma pequena molécula ativa por via oral que bloqueia o recetor C5a 1 (C5aR1), conhecida como CCX-168[8] . Este agente completou os estudos de Fase II na vasculite por anticorpos citoplasmáticos antineutrófilos (ANCA), demonstrando sucesso na redução e eliminação de doses elevadas de corticosteróides e melhorando os parâmetros de saúde renal. Foi concedido ao CCX-168 o estatuto de medicamento órfão para a vasculite associada a ANCA e para a síndrome urémica hemolítica atípica (aHUS).

Além disso, os dados emergentes sugerem o papel do C3a como modulador da resposta inflamatória provocada pelo C5a, salientando o potencial do agonismo do recetor C3a (C3aR) em patologias agudas provocadas por neutrófilos, como a lesão de isquemia-reperfusão .[9]

Outra abordagem envolve a utilização de bloqueadores, tais como anticorpos ou receptores de engodo, que se ligam ao C3a ou C5a e impedem o envolvimento do recetor. A InflaRx desenvolveu um anticorpo monoclonal bloqueador contra o C5a (IFX-1), atualmente num ensaio de Fase II para a sépsis precoce e o choque sético. A Noxxon descreveu uma série de aptâmeros de L-RNA (Spiegelmer; NOX-D19 a NOX-D21) que bloqueiam o C5a, demonstrando eficácia em modelos de sépsis e rejeição de transplantes, embora ainda não tenham avançado para ensaios em humanos.

E. Inibidores das proteases envolvidas na formação e atividade da convertase

O Fator D é um alvo de protease fundamental para a regulação da via alternativa de ativação do complemento. A deficiência do Fator D leva à ausência de atividade da via alternativa e a uma maior suscetibilidade a infecções bacterianas, o que realça a sua importância como um alvo atrativo para a modulação terapêutica. O lampalizumab, a primeira terapêutica dirigida ao Fator D a avançar para ensaios clínicos, é um fragmento Fab de imunoglobulina G1 (IgG1) humanizada que inibe a atividade do Fator D ligando-se ao exosite, impedindo assim a ligação ao substrato .[10]

Para além do Fator D, o Fator B é outro alvo de protease para a regulação da convertase. Foram desenvolvidos vários anticorpos monoclonais (mAbs) ou fragmentos de mAb para inibir a clivagem do Fator B através de vários mecanismos. Por exemplo, o mAb 1379, desenvolvido pela Taligen, foi formulado como uma terapêutica denominada TA106, que é um fragmento Fab que bloqueia a formação da via alternativa da convertase.

Na via clássica, o homólogo funcional do Fator B é o C2. Embora o C2 tenha um papel mais limitado na patologia em comparação com o Fator B, foram desenvolvidos e patenteados pela Tanox (atualmente parte da Genentech) anticorpos monoclonais específicos para o C2, capazes de bloquear a via clássica da C3 convertase. No entanto, ainda não foram registados ensaios com estes medicamentos.

III) Ao nível dos eventos iniciadores específicos da via

A. Direcionar as enzimas dos complexos de iniciação

A atividade enzimática dos complexos iniciadores nas vias clássica ou das lectinas de ativação do complemento depende de serino-proteases como C1s e MASP2. No complexo C1, a ligação de imunoglobulinas induz alterações conformacionais em C1q, levando à auto-ativação de C1r, que subsequentemente cliva e ativa C1s dentro do mesmo complexo. O processo de ativação do complexo MBL-MASP é menos bem compreendido, mas provavelmente envolve um mecanismo semelhante em várias etapas .[11]

A inibição farmacológica destas enzimas serina proteases constitui uma estratégia terapêutica potencial. Tanto a indústria farmacêutica como a natureza investiram significativamente no desenvolvimento de inibidores de serino-proteases (SPI), o que resultou em numerosos fármacos SPI destinados a vários processos fisiológicos e patológicos. No entanto, a conceção de fármacos SPI com elevada especificidade continua a ser um desafio, uma vez que a maioria dos fármacos SPI apresenta alguns efeitos fora do alvo que podem limitar a sua utilidade.

Um inibidor natural de C1r e C1s é o inibidor de C1 (C1INH), também conhecido como SERPING1. O C1INH não só regula as MASPs como também controla as proteases nos sistemas de coagulação e de cininas. A deficiência de C1INH resulta na desregulação destas cascatas proteolíticas, levando ao angioedema hereditário (AEH). A C1INH remove C1r e C1s activados de C1q para formar um complexo estável, onde a própria C1INH é clivada e inactivada .[12]

Vários inibidores de protease de largo espetro atualmente em uso clínico têm como alvo C1r, C1s e MASPs, entre outras proteases. O mesilato de nafamostato (também conhecido por Futhan ou FUT-175) é um desses inibidores da protease de pequena molécula utilizado no tratamento da coagulação intravascular disseminada e da pancreatite aguda, afectando múltiplos sistemas de proteases plasmáticas. Além disso, foram desenvolvidos vários inibidores de C1s de pequenas moléculas com diferentes graus de especificidade e potência, embora alguns já não estejam a ser desenvolvidos. Recentemente, uma família de derivados bifenilsulfoniltiofénicos com forte inibição da C1s e farmacocinética promissora também demonstrou potencial .[13]

B. Direcionar a ligação e a montagem do complexo de iniciação

O início da ativação da via clássica ou da via das lectinas depende do reconhecimento de uma superfície de ativação. Na via clássica, isto ocorre através da ligação de anticorpos ligados à superfície ao C1q, enquanto na via da lectina, açúcares específicos na superfície ligam-se a moléculas como MBL ou colectinas.

Os agentes capazes de bloquear estes eventos desligariam efetivamente as respectivas vias de ativação logo no seu início, o que é uma perspetiva atraente, dada a natureza amplificadora do sistema do complemento. Por exemplo, um potencial inibidor da via clássica pode ter como alvo os sítios de ligação do C1q no anticorpo ou os sítios de ligação do anticorpo no C1q. Do mesmo modo, um inibidor da via das lectinas pode interferir com os açúcares de superfície que se ligam ao MBL ou com os locais de ligação dos açúcares ao MBL .[14]

Para serem eficazes, estes agentes teriam de se ligar ao seu alvo com maior afinidade do que o ligando fisiológico para competir eficazmente. Outra abordagem poderia consistir em perturbar ou impedir a montagem do complexo multi-molecular, que inclui a unidade de reconhecimento (como C1q e MBL) e as enzimas associadas (como C1r e C1s na via clássica e MASP1 e MASP2 na via da lectina) que são cruciais para a ativação da via.

Em alternativa, os investigadores poderiam desenvolver um bloqueio molecular que restringisse as alterações conformacionais em C1q ou MBL após a ligação do ligando, que são essenciais para ativar as enzimas associadas. Embora tenham sido utilizadas com sucesso abordagens semelhantes para desenvolver inibidores de pequenas moléculas da ativação dos receptores de quimiocinas, tais estratégias ainda não foram comunicadas para C1 ou para o complexo MBL-MASP .[15]

CONSIDERAÇÕES PRÁTICAS NO DESENVOLVIMENTO DE TERAPÊUTICAS DO COMPLEMENTO

Os fármacos inibidores do complemento atualmente em desenvolvimento pertencem a várias classes diferentes de moléculas. Algumas são terapêuticas proteicas: proteínas plasmáticas purificadas, anticorpos monoclonais e proteínas recombinantes.

Proteínas plasmáticas purificadas

A infusão de plasma pode fornecer aos doentes proteínas solúveis, como o fator H, que são abundantes no plasma de dadores saudáveis. A administração de uma proteína reguladora do complemento purificada é um método lógico para suprimir a ativação do complemento, particularmente em doentes com deficiência de fator H. A administração de uma proteína purificada pode não ser eficaz, no entanto, em doentes com auto-anticorpos ou inibidores circulantes da proteína.

I) O **fator** H **purificado** - fator H **recombinante** foi desenvolvido pela Optherion (agora licenciado à Baxter) para o tratamento da degenerescência macular relacionada com a idade (DMRI). Embora o fator H purificado possa ser benéfico em doentes com mutações genéticas no fator H, este agente não está atualmente a ser desenvolvido para utilização em doentes com doenças renais.

II) **Inibidor de C1** - O angioedema her**editário** é uma doença que afecta doentes com deficiência ou deficiências adquiridas do inibidor de C1 (C1inh), e o C1inh purificado foi aprovado para o tratamento do angioedema hereditário. O C1inh foi utilizado como terapia de resgate para a AMR e pareceu melhorar a função do enxerto renal[16] .

Anticorpos monoclonais

Os anticorpos monoclonais podem ligar-se às proteínas-alvo com elevada afinidade e especificidade. Isto pode causar a depleção da proteína alvo ou pode bloquear a atividade biológica do alvo. Foram desenvolvidos anticorpos monoclonais contra muitas das proteínas do complemento, incluindo C5, fator B, fator D, C1s, a serina protease-2 associada à manose (MASP2), properdina e C3b.

I) **Anti-C1s - Um** anticorpo monoclonal para C1s (TNT009, True North Therapeutics) bloqueia seletivamente a ativação da via clássica e foi desenvolvido para utilização em doenças mediadas por anticorpos.

II) O anticorpo monoclonal **anti-fator D-A** para o fator D (Lampalizumab, Genentech) bloqueia seletivamente a ativação do AP no olho quando injetado intravítreo.

Proteínas de engenharia

Utilizando tecnologia recombinante, podem também ser sintetizadas proteínas, para além de purificar proteínas inibidoras do complemento a partir do plasma. Estas proteínas podem ser concebidas para incorporar as regiões reguladoras do complemento das proteínas endógenas e podem também ser modificadas para terem outras propriedades úteis.

I) **O recetor do complemento 1-CR1** é um potente inibidor da CP, LP e AP, e uma forma solúvel do CR1 foi desenvolvida para uso terapêutico. Num único doente com C3G, este fármaco reduziu o consumo de complemento, como evidenciado pelo aumento dos níveis totais de C3 e pela diminuição dos níveis de sC5b-9[17]
.

II) **Proteínas reguladoras do complemento direcionadas** - Foram utilizadas **várias** estratégias para administrar inibidores do complemento especificamente nos locais de inflamação. Estes agentes podem ter menos efeitos secundários sistémicos do que os inibidores não direcionados. Um desses inibidores foi desenvolvido em que a região reguladora do complemento da CR1 foi ligada a um péptido de associação à membrana e a um grupo miristoil hidrofóbico que se insere nas membranas celulares (APT070)[18] .

Moléculas pequenas

As pequenas moléculas orgânicas (normalmente < 1KD) constituem outra classe de moléculas que podem afetar os processos biológicos. Estas moléculas podem ser analisadas para identificar candidatos que interfiram com receptores ou processos enzimáticos, tendo sido desenvolvidas várias pequenas moléculas para afetar a cascata do complemento[19] .

I) **Bloqueio de C3 - Compstatin** (Potentia Pharmaceuticals) é um tridecapeptídeo cíclico que bloqueia a clivagem de C3. A Compstatina foi testada por via intravítrea num estudo de Fase I em doentes com DMRI. Também bloqueou a ativação do complemento pelo soro de doentes com C3G in vitro, incluindo doentes com factores nefríticos C3 e auto-anticorpos anti-fator H[20].

II) **Bloqueio do fator D** - A Achillion Pharmaceuticals está atualmente a desenvolver inibidores **de pequenas** moléculas que se ligam ao fator D e bloqueiam a ativação da AP (ACH-3856, ACH-4100, ACH-4471).

III) **Bloqueio do recetor C5a - Um** inibidor de pequenas moléculas do C5aR (CCX168, ChemoCentryx) protegeu ratinhos num modelo de AAV e está atualmente a ser testado num ensaio de fase II (clinicaltrials.gov NCT02222155). Os resultados preliminares indicam que o medicamento melhora a atividade global da doença, incluindo as manifestações renais. Estão também a decorrer ensaios para testar a eficácia do medicamento na nefropatia por IgA (Clinicaltrials.gov NCT02384317) e em doentes com aHUS que atingiram a ESRD (Clinicaltrials.gov NCT02464891)[21].

Pequeno ARN interferente

As terapêuticas de siRNA funcionam através da supressão da produção de proteínas alvo. Por exemplo, um agente siRNA desenvolvido pela Alnylam Pharmaceuticals, conhecido como ALN-CC5, foi concebido para impedir a produção de C5. Num estudo de Fase I que envolveu adultos saudáveis, uma dose subcutânea única deste medicamento demonstrou uma redução da atividade hemolítica do complemento em mais de 90% durante mais de 2 meses.

O perfil farmacocinético/farmacodinâmico (PK/PD) do siRNA oferece vantagens para os doentes que necessitam de inibição crónica do complemento. No entanto, é importante notar que a inibição do complemento induzida por esses tratamentos pode ser difícil de reverter em pacientes em terapia. Isto sublinha a necessidade de uma gestão e monitorização cuidadosas dos doentes que recebem inibidores do complemento baseados em siRNA.

Vias de distribuição

1. a nível local

O tratamento local pode constituir uma alternativa viável à terapêutica sistémica, dependendo de factores como a doença específica, a sua localização, a acessibilidade e a natureza do medicamento a administrar. A injeção subcutânea, por exemplo, já está estabelecida para uma libertação contínua durante períodos prolongados, o que a torna adequada para tratamentos a longo prazo que podem ser administrados em casa. Além disso, a administração por spray nasal pode ser particularmente conveniente, especialmente para crianças, oferecendo um método de administração simples e não invasivo.

As vantagens do tratamento local incluem a sua relação custo-eficácia e o potencial de autoadministração pelos doentes ou pelos seus prestadores de cuidados, com exceção dos tratamentos que requerem injeção no olho. Vários medicamentos anti-complemento à base de péptidos, como o APL-2 (inibidor de C3) da Apellis, o AMY101 (inibidor de C3) da Amyndas e o zilucoplan (inibidor de C5) da RaPharma, são administrados por via subcutânea. Além disso, pequenos produtos biológicos como o nomacopan (inibidor da C5) da Akari são também administrados por via subcutânea. As recentes parcerias estratégicas entre empresas, tal como evidenciado pelos anúncios da Zealand Pharma e da Alexion, indicam uma crescente oferta de medicamentos administrados por via subcutânea neste domínio.

Os estudos seguintes demonstram resultados promissores para a administração local de inibidores do complemento como agentes terapêuticos contra a periodontite.

No estudo de **Toshiharu Abe et al. (2012),** a administração local de um antagonista do recetor C5a (C5aRA) protegeu eficazmente os ratos contra a inflamação periodontal e a perda óssea. Verificou-se que o C5aRA interrompia a interação sinérgica entre o C5aR e o TLR2, inibindo assim a inflamação local no periodonto. Este estudo fornece uma prova de conceito para a eficácia do C5aRA como agente terapêutico administrado localmente para a periodontite.

Da mesma forma, **Tatsuhiro Kajikawa et al. (2017)** investigaram a eficácia do AMY101 (Cp40) administrado localmente, um inibidor peptídico do componente central do complemento C3, em primatas não humanos (NHPs) com periodontite de ocorrência natural. Verificaram que uma dose local de AMY-101 (0,1 mg/site) administrada uma vez de 3 em 3 semanas era eficaz e bem tolerada sem causar irritação local. Adicionalmente, uma dose subcutânea diária de AMY-101 (4 mg/kg de peso corporal) foi protetora contra a periodontite em NHP, sugerindo potenciais benefícios para pacientes com doenças sistémicas como a hemoglobinúria paroxística nocturna. Estes resultados apoiam uma investigação mais aprofundada do AMY-101 como um tratamento adjuvante promissor para a periodontite humana, justificando ensaios clínicos em seres humanos.

2. Por via intravenosa

A utilização de tratamento intravenoso tem sido tradicionalmente a via de administração padrão para muitos agentes terapêuticos, incluindo os inibidores do complemento. No entanto, esta abordagem tem desvantagens, como o risco de efeitos adversos sistémicos e a necessidade de os doentes se deslocarem a hospitais ou clínicas para a administração, o que implica custos mais elevados.

O eculizumab, por exemplo, está aprovado pela FDA para o tratamento intravenoso da hemoglobinúria paroxística nocturna (HPN), outra doença mediada pelo complemento. No entanto, a investigação em curso está a explorar a sua potencial eficácia no tratamento da degenerescência macular seca relacionada com a idade (DMRI) através da administração intravenosa num estudo de fase II denominado Complement Inhibition with Eculizumab for the Treatment of Non-Exudative Age-related Macular Degeneration.

Além disso, estudos como o realizado por **Hans u Lutz et al. em 2004** investigaram o potencial da imunoglobulina intravenosa (IVIG) para atenuar a ativação do complemento em doenças auto-imunes dependentes do complemento. Os seus resultados sugerem que a IVIG em doses elevadas pode interromper a amplificação da cascata do complemento, particularmente ao nível da C3 convertase, atenuando assim potencialmente as respostas auto-imunes.

Embora o tratamento intravenoso continue a ser uma opção importante em certos casos, o desenvolvimento de vias de administração alternativas, como a injeção subcutânea ou a administração local, oferece o potencial para opções de tratamento mais convenientes e rentáveis, particularmente para doenças crónicas como a periodontite ou a DMRI.

3. oralmente

O desenvolvimento de inibidores do complemento administrados por via oral representa um avanço significativo neste domínio, oferecendo o potencial para opções de tratamento mais cómodas e fáceis de utilizar pelos doentes. O objetivo final para os produtores de inibidores do complemento é desenvolver com sucesso uma formulação oral, uma vez que esta proporcionaria aos doentes a opção de tratamento mais acessível e não invasiva.

O danicopan, como inibidor oral do fator D de primeira classe, é promissor no controlo da hemólise intravascular e na prevenção da hemólise extravascular mediada por C3. Ao visar o fator D, que desempenha um papel fundamental na via alternativa de ativação do complemento, o danicopan visa modular a atividade do complemento de forma sistémica.

O Avacopan, um inibidor oralmente ativo do C5aR1, é outro candidato notável em desenvolvimento. Está atualmente a ser submetido a ensaios de fase 3 para a vasculite associada a anticorpos citoplasmáticos antineutrófilos (ANCA) e a ensaios de fase 2 para várias outras indicações. Ao inibir o recetor C5a, o avacopan visa bloquear os efeitos pró-inflamatórios do C5a, que é um potente mediador da inflamação em várias doenças.

Apesar de existirem dados pré-clínicos promissores para os inibidores orais do complemento, continuam por resolver desafios como a obtenção de uma biodisponibilidade adequada e a superação da curta semi-vida destes agentes. No entanto, os esforços contínuos de investigação e desenvolvimento nesta área têm o potencial de revolucionar o panorama do tratamento das doenças mediadas pelo complemento, oferecendo aos doentes opções terapêuticas mais convenientes e eficazes sob a forma de medicamentos orais.

Inibidores do complemento aprovados pela FDA

O panorama dos inibidores do complemento evoluiu significativamente com a aprovação de vários agentes que visam diferentes componentes do sistema do complemento. Aqui está uma visão geral dos inibidores do complemento aprovados pela FDA:

1. Inibidores de C1:

   - Berinert

   - Cinzento

   - Ruconest

   - Enjaymo (sutimlimab)

2. Inibidor de C3:

   - Empaveli (pegcetacoplan)

   - SYFOVRE™ (injeção de pegcetacoplan)

3. Inibidores de C5:

   - Soliris (Eculizumab)

   - Ultomiris (ravulizumab)

   - Tavneos (avacopan)

4. Inibidor dos receptores C5a:

   - Avacopan (TAVNEOS)

5. Inibidor seletivo de C1s:

   - Enjaymo™ (sutimlimab-jome)

Soliris (Eculizumab), aprovado em 2007 pela FDA, é o primeiro inibidor de C5 aprovado a nível mundial, administrado semanalmente ou de 2 em 2 semanas. Para o tratamento de pacientes com hemoglobinúria paroxística noturna (PNH), síndrome urémica hemolítica atípica (aHUS), Miastenia Gravis generalizada (gMG) que são anticorpos anti-recetor de acetilcolina (AchR) positivos, e desordem do espetro da neuromielite ótica (NMOSD) que são anticorpos anti-aquaporina-4 (AQP4) positivos.

Ultomiris (ravulizumab), aprovado em 2018 pela FDA, é uma versão melhorada do medicamento de sucesso existente, Soliris. É o primeiro e único inibidor de C5 de longa duração administrado a cada 8 semanas em adultos. Que é indicado para o tratamento de doentes adultos com hemoglobinúria paroxística nocturna (PNH) e para o tratamento de adultos e doentes pediátricos com 1 mês de idade ou mais com síndrome urémica hemolítica atípica (aHUS).

Empaveli (pegcetacoplan), aprovado em **maio de 2021**, pela FDA a primeira terapia C3 direcionada do mundo para o tratamento da hemoglobinúria paroxística noturna (PNH). pegcetacoplan é um peptídeo cíclico sintético conjugado a um polímero de polietilenoglicol (PEG) que se liga especificamente a C3 e C3b.

Avacopan (TAVNEOS), aprovado em **outubro de 2021,** um inibidor seletivo do recetor C5a do complemento administrado por via oral, como tratamento adjuvante de doentes adultos com vasculite ativa grave associada a autoanticorpos citoplasmáticos anti-neutrófilos (vasculite associada a ANCA), granulomatose específica com poliangiite (GPA) e poliangiite microscópica (MPA) (as duas principais formas de vasculite ANCA), em combinação com a terapia padrão.

Enjaymo™ (sutimlimab-jome) em **4 de fevereiro de 2022** para diminuir a necessidade de transfusão de glóbulos vermelhos devido à hemólise em adultos com doença de aglutinina fria (DAC). O Enjaymo foi concebido para atingir e inibir seletivamente os C1s na via clássica do complemento, que faz parte do sistema imunitário inato. Ao bloquear os C1s, o Enjaymo inibe a ativação da cascata do complemento no sistema imunitário e inibe a hemólise activada por C1 na DAC para evitar a destruição anormal de glóbulos vermelhos saudáveis.

SYFOVRE™ (injeção de pegcetacoplan) aprovado em **17 de fevereiro de 2023** para o tratamento da atrofia geográfica (GA) secundária à degeneração macular relacionada à idade (AMD). SYFOVRE é o primeiro e único tratamento aprovado pela FDA para GA.

A aprovação do Empaveli baseou-se num estudo de fase III PEGASUS, que demonstrou que o Empaveli superou o Soliris no que respeita à alteração do nível de hemoglobina em relação à linha de base. A Apellis está atualmente a avaliar a eficácia e a segurança do pegcetacoplan no tratamento de doentes com HPN, atrofia geográfica (AG) e glomerulopatia C3 em vários estudos clínicos.

O pegcetacoplan é um péptido altamente peguilado com uma estrutura química que se assemelha à do peginesatide. Assim, ambas as moléculas contêm duas cópias de um péptido cíclico dissulfureto (13 aa para o pegcetacoplan e 20 aa para o peginesatide) e 40 kDa PEG (duas unidades de 20 kDa para o peginesatide).

Quadro 1: Inibidores do complemento aprovados pela FDA

Drug name	Trade Name	Company	Aproval Date	Target	Modality	Indication
CLASSICAL PATHWAY						
Cinryze	—	Takeda Pharmaceuticals	October 2008	C1r/s; MASPs	Purified native protein	Routine prophylaxis against angioedema attacks in adults, adolescents, and pediatric patients (6 years old and above) with Hereditary Angioedema (HAE).
Berinert	—	CSL Behring	October 2009	C1r/s; MASPs	Purified native protein	Acute abdominal, facial, or laryngeal hereditary angioedema (HAE) attacks
Ruconest	—	Pharming	July 2014	C1r/s; MASPs	Biologic	Acute attacks in adult and adolescent patients with hereditary angioedema (HAE)
Sutimlimab	Enjaymo	Sanofi	February 2022	C1s	Ab	Decrease the need for red blood cell (RBC) transfusion due to hemolysis in adults with cold agglutinin disease (CAD)
ALTERNATIVE PATHWAY/AMPLIFICATION LOOP/COMPLEMENT C3						
Pegcetacoplan	Empaveli	Apellis	May 2021	C3	Peptide	Paroxysmal nocturnal hemoglobinuria (PNH)
Pegcetacoplan injection	Syfovre	Apellis	Feb 2023	C3	Peptide	Geographic Atrophy
COMPLEMENT C5						
Eculizumab	Soliris	Alexion	May 2007	C5	Ab	Paroxysmal Nocturnal Hemoglobinuria (PNH), atypical Hemolytic Uremic Syndrome (aHUS), myasthenia gravis (gMG) and neuromyelitis optica spectrum disorder (NMOSD)
Ravulizumab	Ultomiris	Alexion	December, 2018	C5	Ab (recycling)	Paroxysmal Nocturnal Hemoglobinuria (PNH), atypical Hemolytic Uremic Syndrome (aHUS)
COMPLEMENT C5a/C5aR1						
Avacopan	Tavneos	Chemocentryx	October 2021	C5aR1	SM	Adjunctive treatment of adult patients with severe active anti-neutrophil cytoplasmic autoantibody (ANCA)-associated vasculitis in combination with standard therapy including glucocorticoids

AVANÇOS RECENTES NO DESENVOLVIMENTO DE MEDICAMENTOS PARA O SISTEMA DO COMPLEMENTO

A descoberta de medicamentos para o complemento não é um conceito novo; a tecnologia do ADN recombinante tem sido utilizada há algum tempo para produzir formas solúveis de proteínas de controlo do complemento, com o objetivo de aumentar os níveis circulantes de proteínas inibidoras. Embora estes agentes tenham demonstrado sucesso em modelos animais de doença e tenham mesmo sido testados em seres humanos (por exemplo, TP10; recetor solúvel do complemento 1, sCR1), têm enfrentado desafios na progressão do desenvolvimento clínico[23] . Uma exceção a esta tendência é o inibidor de C1 (C1inh), que é utilizado para tratar o angioedema hereditário (AEH). O AEH resulta de uma deficiência de C1inh, que regula a calicreína protease do sistema de contacto e o complexo ativador da via clássica, C1. O C1inh recombinante (Ruconest) ou nativo (Cinryze, Berinert) é utilizado para substituir a proteína em falta em vez de bloquear o complemento como alvo terapêutico .[24]

Foram exploradas em ensaios clínicos várias estratégias para bloquear ou "eliminar" os componentes do complemento em seres humanos. Estas incluem anticorpos monoclonais contra os componentes do complemento ou terapias baseadas em nucleótidos (como o anti-sentido e o RNAi) que visam principalmente o fígado, a principal fonte de produção de complemento nos seres humanos[25] . No entanto, muitos agentes falharam na fase pré-clínica ou na fase clínica inicial, o que realça os desafios nesta área.

É cada vez mais reconhecido que a compreensão do mecanismo da doença e a adequação da modalidade e do modo de ação do medicamento à doença específica e à população de doentes (ou subpopulação estratificada) são cruciais para o sucesso. Algumas indicações de doenças, como a degenerescência macular relacionada com a idade (DMRI), a síndrome hemolítico-urémica atípica (SHUa), a glomerulopatia C3 (C3G) e a hemoglobinúria paroxística nocturna (HPN), demonstraram um papel primordial do complemento na patogénese. Em contraste, em doenças como a artrite reumatoide e o lúpus eritematoso sistémico, o complemento pode exacerbar a inflamação e a lesão tecidular a jusante, em vez de ser o principal desencadeador. O tratamento eficaz das doenças mediadas pelo complemento exigirá provavelmente uma série de medicamentos diferentes ou combinações dos mesmos.

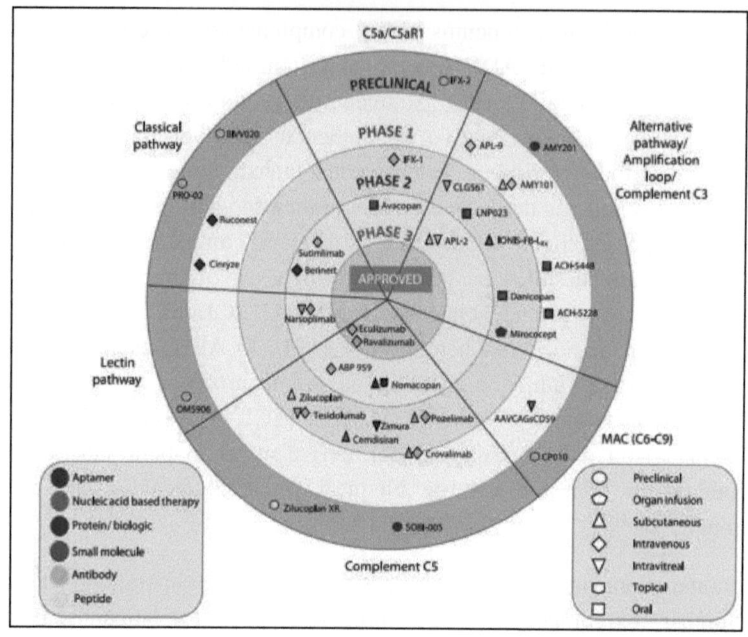

Figura 2: Medicamentos anti-complemento atualmente em desenvolvimento clínico

Os anéis concêntricos indicam as diferentes fases de desenvolvimento clínico, com "aprovado" no centro. Apenas são apresentados os medicamentos atualmente em desenvolvimento clínico e a fase mais avançada de desenvolvimento para qualquer indicação; estão incluídos os ensaios lançados mas que ainda não recrutam pessoal. A cor e a forma indicam a modalidade e a via de administração. Existem vários medicamentos em desenvolvimento clínico, indicados como pré-clínicos ou de primeira utilização em seres humanos nos sítios Web das empresas (Gyroscope Therapeutics, Gemini Therapeutics e outros), que só são incluídos neste diagrama se os objectivos tiverem sido divulgados. A inclusão de fármacos C1inh nesta figura reflecte o seu reposicionamento para complicações mediadas pelo complemento do transplante renal (Cortesia da figura: Wioleta M Zelek et al 2019).

Inibidores do complemento em investigação

Para além dos oito inibidores do complemento acima aprovados, existem vários outros medicamentos atualmente em investigação, como o Iptacopan (Novartis), o Nomacopan (Akari), o Danicopan (Achillion), o ANX005 (Annexon), o Zimura (Iveric Bio) e o zilucoplan (UCB), etc. Entre estes medicamentos, o zimura e o zilucoplan são inibidores do complemento PEGilados.

Quadro 2: Inibidores do complemento em investigação

DROGA	EMPRESA	TIPO	INDICAÇÕES	FASE
TARGETC5/C5a/C5Ar				
Pozelimab	Regeneron	mAb	Hemoglobulinúria paroxística nocturna (PNH)	III
Nomacopan	Akari	Proteína	HSCT-TMA	III
Zilucoplan	UCB	Péptido	Myastheniagravis	III
Vilobelimab (IFX-1)	InflaRX	mAb	COVID-19 Hidradenitissuppurutiva	III
Crovalimab	Roche-chugai Farmacêutica	mAb	Hemoglobinúria paroxística nocturna (HPN)	III
Zimura	IVERICbio	Molécula pequena	Geograficamenteatrofia	III
Cemdisiran	Alnylam	Molécula pequena	Síndroma hemolítico-urémico; nefropatia por Ig; miasteniagravis	II
BDB-001	BirdieBiofarmacêutica	mAb	COVID-19hidradenite supurativa	IVIII
Tesidolumab	Novartis	mAb	Hemoglobinúria paroxística nocturna (HPN)	II
MOR210	Morfologia	mAb	Tumores sólidos avançados recidivantes ou refractários	I
ALXN1720	Alexion	Outros	Myastheniagravis	I
FÁBRICA-ALVO				

DROGA	EMPRESA	TIPO	INDICAÇÕES	FASE
Danicopan (ACH-4471)	Achillion	Molécula pequena	Hemoglobulinúria paroxística nocturna (HPN)	III
DROGA	**EMPRESA**	**TIPO**	**INDICAÇÕES**	**FASE**
Vemircopan(ACH-5228)	Achillion	Molécula pequena	Hemoglobulinúria paroxística nocturna (HPN)	II
ACH-5548	Achillion	Molécula pequena	Doenças relacionadas com a imunidade	I
BCX-9930	Biocristais	Molécula pequena	Hemoglobulinúria paroxística nocturna (HPN)	I
		ALVO C3		
AMY-101	Amyndas	Péptido	Inflamação periodontal	II
		TARGETC1/C1q		
ANX005	Anexo	mAb	Doença de Huntington	II
ANX007	Anexo	Outros	GeographicAtrophy	II
		ALVO C1s/C1r/MaSP(C1-INH)		
OCTA-C1-INH	Octa pharma	Proteína	Angioedema hereditário	II
		OUTROS		
Narsoplimab	Omeros	MAb	HSCT-TMA	III
Iptacopan	Novartis	Molécula pequena	Paroxismalnocturnalhemoglobinúria(PNH);C3glomerulopatia(C3G);IgAnefropatia(IgAN)	III
IONIS-FBliuc	Ionispharma-roche	Molécula pequena	Nefropatia por Ig (IgAN)	II
DROGA	**EMPRESA**	**TIPO**	**INDICAÇÕES**	**FASE**
CLG561	Novartis-Alcon	Outros	Geograficamenteatrofia	II

DROGA	EMPRESA	TIPO	INDICAÇÕES	FASE
GT103	Gridterapêutica	mAb	Cancro do pulmão não-maligno	I
ARGX-117	BroteiopharmaArgenx	mAb	Motorneuropatia multifocal, indicações renais	I
ALXN1820	Alexion	Outros	Outros	I

REFERÊNCIAS

1. Nunn MA, Sharma A, Paesen GC, et al. Inibidor do complemento da ativação de C5 da carraça mole Ornithodoros moubata. J Immunol. 2005;174(4):2084–2091.
2. Inger, M. Avanços na gestão da degeneração macular. F1000Prime Rep. 6, 29 (2014).
3. Fraser, D. A. et al. Geração de uma forma recombinante, orientada para a membrana, do regulador do complemento CD59; atividade in vitro e in vivo. J. Biol. Chem.2003; 278: 48921-48927.
4. Heinen, S. et al. Hemolytic uremic syndrome: a mutação do fator H (E1172Stop) provoca um controlo defeituoso do complemento à superfície das células endoteliais. J. Am. Soc. Nephrol. 2007, 18: 506-514.
5. Lesher, A. M., Nilsson, B. & Song, W. C. Properdin in complement activation and tissue injury. Mol. Immunol. 2013, 56: 191-198 .
6. Lazar, H. L. et al. Soluble human complement recetor 1 limits ischemic damage in cardiac surgery patients at high risk requiring cardiopulmonary bypass. Circulation 110 (11 Suppl. 1), 2004, II274-II279 .
7. Linton, S. M. et al. Eficácia terapêutica de um novo regulador do complemento orientado para a membrana na artrite induzida por antigénio no rato. Arthritis Rheum. 2000, 43:2590-2597.
8. Engelke, C. et al. Distinct roles of the anaphylatoxins C3a and C5a in dendritic cellmediated allergic asthma. J. Immunol. 2014, 193: 5387-5401 .
9. Wu, M. C. et al. O recetor do componente C3a do complemento medeia a proteção contra lesões de isquemia-reperfusão intestinal através da inibição da mobilização de neutrófilos. Proc. Natl Acad. Sci. USA2013, 110: 9439-9444 .
10. Katschke, K. J. Jr et al. Inhibiting alternative pathway complement activation by targeting the fator D exosite. J. Biol. Chem. 2012,287: 12886-12892.
11. Sharp, J. A., Whitley, P. H., Cunnion, K. M. & Krishna, N. K. Peptide inhibitor of complement C1, a novel suppressor of classical pathway activation: mechanistic studies and clinical potential. Front. Immunol. 2014, 5:406.

12.Zanichelli, A., Mansi, M., Periti, G. & Cicardi, M. Therapeutic management of hereditary angioedema due to C1 inhibitor deficiency. Expert Rev. Clin. Immunol. 2013, 9:477-488 .
13.Subasinghe, N. L. et al. Conceção e síntese de inibidores de bifenilsulfonil tiofeno carbxamida do componente C1s do complemento. Bioorg. Med. Chem. Lett. 2012,22:5303-5307
14.Roos, A., Ramwadhdoebé, T. H., Nauta, A. J., Hack, C. E. & Daha, M. R. Therapeutic inhibition of the early phase of complement activation. Immunobiology 2002,205: 595-609.
15.Bertini, R. et al. Inibidores alostéricos não competitivos dos receptores de quimiocinas inflamatórias CXCR1 e CXCR2: prevenção da lesão de reperfusão. Proc. Natl Acad. Sci. USA 2004,101: 11791-11796.
16.Viglietti D, Gosset C, Loupy A, et al. Inibidor de C1 na rejeição aguda mediada por anticorpos não responsiva à terapia convencional em receptores de transplante renal: Um estudo piloto. Am J Transplant. 2016;16(5):1596-603.
17.Zhang Y, Nester CM, Holanda DG, et al. A terapia com CR1 solúvel melhora a regulação do complemento na glomerulopatia C3. J Am Soc Nephrol. 2013; 24:1820-1829.
18.Patel H, Smith RA, Sacks SH, et al. Therapeutic strategy with a membrane-localizing complement regulator to increase the number of usable donor organs after prolonged cold storage. J Am Soc Nephrol. 2006; 17:1102-1111.
19.Mocsai A, Kovacs L, Gergely P. Qual é o futuro da terapia direcionada em reumatologia: produtos biológicos ou pequenas moléculas? BMC Med. 2014; 12:43.
20.Qu H, Ricklin D, Bai H, et al. Novos análogos do inibidor clínico do complemento compstatina com afinidade subnanomolar e propriedades farmacocinéticas melhoradas. Immunobiology. 2013; 218:496- 505.
21.Jayne, DRW.; Bruchfeld, A.; Schaier, M., et al., editores. Ensaio aleatório de fase 2 do antagonista do recetor C5a oral Ccx168 na vasculite renal associada à Anca; J Am Soc Nephrol; 2017; 28 (9): 2756-2767.
22.Weisman HF, Bartow T, Leppo MK, Marsh HC Jr, Carson GR, Concino MF et al Soluble human complement recetor type 1: in

vivo inhibitor of complement suppressing post-ischemic myocardial inflammation and necrosis. Science 1990,249:146-151.

23. Morgan BP Terapias antigas e novas para o angioedema hereditário. N Engl J Med 2010,363:581-583.

24. Morgan BP, Gasque P Biossíntese extra-hepática do complemento: onde, quando e porquê? Clin Exp Immunol 1997, 107:1-7.

25. Morgan BP, Harris CL Complemento, um alvo para terapia em doenças inflamatórias e degenerativas. Nat Rev Drug Discov 2015 ,14:857-877.

CAPÍTULO 14 - DESAFIOS NO DESENVOLVIMENTO DE MEDICAMENTOS ANTICOMPLEMENTO

Mecanismo da doença

As razões para o sucesso limitado dos medicamentos anti-complemento são evidentes. Uma compreensão abrangente do mecanismo da doença e do envolvimento do complemento é crucial para alcançar o sucesso, e essa compreensão nem sempre esteve disponível. Esta compreensão estende-se ao reconhecimento dos factores desencadeantes da doença e das suas ligações às várias vias de ativação do complemento, incluindo as vias da lectina, alternativa, clássica e terminal. Embora a presença de fragmentos de ativação do complemento em tecidos doentes ou de níveis elevados na corrente sanguínea indique a ativação do complemento na patologia, não indica necessariamente um papel primário na doença nem diferencia a causa do efeito. Compreender a via causal não só é crucial para direcionar a terapêutica adequada para uma indicação de doença, como também é importante para perceber que a concentração exclusiva num braço do sistema permite que outras vias permaneçam funcionais, preservando as propriedades do complemento de combate às infecções e de preservação da vida.

A Omeros está atualmente a desenvolver um anticorpo monoclonal denominado OMS721, que tem como alvo a enzima específica da via da lectina conhecida como MASP-2. Este anticorpo está a ser desenvolvido para o tratamento da microangiopatia trombótica e de várias indicações renais. Outro agente bem conhecido neste campo é o eculizumab, um anticorpo que tem como alvo a C5, inibindo seletivamente a sua ativação e a formação de MAC, deixando inalteradas as outras vias de ativação e, por conseguinte, as funções opsonizantes do complemento para os agentes patogénicos .[1]

Na última década, os estudos de associação do genoma (GWAS) e os estudos de genes candidatos forneceram informações valiosas sobre as associações do complemento com doenças comuns e graves, como a degenerescência macular relacionada com a idade (DMRI) e a doença de Alzheimer (DA). Estes estudos destacaram particularmente a associação genética de múltiplas proteínas no âmbito da via do complemento. A associação de várias proteínas envolvidas na ansa de amplificação, incluindo proteínas activadoras e de controlo, com a DMRI, fornece provas convincentes do envolvimento desta via como mediador primário da patologia .[2]

As proteínas associadas ao aumento do risco incluem as proteínas activadoras C3 e CFB, bem como as proteínas de controlo CFH, CFI e as proteínas relacionadas com a CFH (CFHRs). A inibição da alça de amplificação por via intravítrea com um inibidor da CFD, como o lamaplizumab, mostrou-se promissora nos estudos de fase 2 da atrofia geográfica e está atualmente a ser submetida a ensaios de fase 3. O desenvolvimento desta abordagem terapêutica foi provavelmente orientado por estudos genéticos que destacaram a alça de amplificação como um alvo primário nesta doença. Embora os polimorfismos comuns possam alterar o risco de doença, por si só não causam a doença .[3]

Os avanços no rastreio genético tornaram acessíveis e rápidas estratégias como a sequenciação do exoma completo e a amplificação multiplex de sondas dependentes de ligação (MLPA). Estes métodos são atualmente utilizados com frequência para identificar mutações e alterações genéticas em doentes individuais com elevada penetrância e que, por si só, são causadoras de doença. Frequentemente, estas análises genéticas são utilizadas em contextos clínicos para o diagnóstico. No entanto, na era atual, a capacidade de transição do fenótipo do doente para a identificação de genes causais e, em seguida, para a dissecação dos mecanismos funcionais da patogénese no ambiente de investigação é incrivelmente poderosa. Oferece uma visão sem precedentes dos mecanismos da doença .[4]

CONSIDERAÇÕES **DE SEGURANÇA**

A intervenção terapêutica num sistema de defesa crucial como o complemento suscita, naturalmente, preocupações quanto à sua segurança e exequibilidade, o que tem impacto no progresso neste domínio. No entanto, à medida que acumulamos mais experiência clínica com medicamentos direcionados para o complemento, a nossa confiança nesta abordagem aumenta.

Fundamentalmente, os dados da utilização indicada e não indicada dos inibidores existentes, juntamente com os resultados de numerosos ensaios clínicos, fornecem informações valiosas sobre a segurança e a eficácia da inibição do complemento. Além disso, os conhecimentos adquiridos pela investigação biomédica sobre os mecanismos do complemento estão a melhorar a nossa compreensão do seu papel intrincado na regulação imunitária.

É essencial reconhecer que o complemento é inerentemente concebido como um "sistema silencioso", destinado a ser ativado apenas em condições específicas. A complexa comunicação imunitária do organismo traduz essencialmente a deteção de um insulto em sinais efectores adequados. Muitas vezes, as complicações clínicas resultam da ativação inadvertida ou excessiva do complemento, ou da sua desregulação, e não de uma atividade insuficiente.

À medida que a nossa compreensão se aprofunda e as abordagens terapêuticas se tornam mais refinadas, estamos mais bem equipados para abordar as reservas de longa data sobre a inibição terapêutica do complemento. Com uma análise cuidadosa e investigação contínua, a modulação do complemento é uma promessa significativa para o tratamento de várias doenças mediadas pelo complemento.

A manipulação farmacológica do complemento é um empreendimento de peso que exige uma análise cuidadosa, e o desenvolvimento clínico de medicamentos direcionados para o complemento necessita de uma supervisão vigilante. Como em qualquer domínio terapêutico, o peso da doença e os riscos potenciais para os doentes devem ser avaliados individualmente e equilibrados.

As doenças crónicas tratadas ou consideradas para tratamento com fármacos relacionados com o complemento, como a HPN, a SHUa e a C3G, representam ameaças significativas à vida e oferecem atualmente opções terapêuticas limitadas. No entanto, a nossa experiência com a utilização alargada de inibidores do complemento proporcionou conhecimentos valiosos. Por exemplo, as preparações de C1-INH têm sido utilizadas no tratamento do AEH há muitos anos e são consideradas opções terapêuticas seguras e eficazes .[5]

A utilização a longo prazo do eculizumab na HPN produziu resultados amplamente positivos, demonstrando uma eficácia robusta na maioria dos doentes e um risco mínimo de imunogenicidade ou de infecções graves quando são seguidas medidas preventivas adequadas, como a vacinação meningocócica e a profilaxia antibiótica. É provável que, inicialmente, se considerem medidas de precaução semelhantes para outros fármacos do complemento, que poderão ser alargadas para incluir a vacinação contra outras bactérias sensíveis ao complemento, como os pneumococos ou o H. influenza, em alguns casos .[6]

Muitos doentes submetidos a terapêutica sistémica do complemento a longo prazo são monitorizados de perto, o que facilita a deteção precoce de acontecimentos adversos e o ajustamento dos protocolos de tratamento, conforme necessário. Ao contrário das deficiências primárias, a inibição farmacológica do complemento pode ser interrompida, permitindo a recuperação da atividade residual do complemento em poucas horas em muitos casos. De facto, o tratamento com plasma fresco congelado pode acelerar este processo.

Prevê-se que mesmo a atividade residual do complemento proporcione uma proteção antimicrobiana significativa, como evidenciado pela ausência de infecções recorrentes em doentes com hipocomplementemia (por exemplo, devido a C3G). É de salientar que mesmo os inibidores de largo espetro, como a compstatina, não interrompem completamente a atividade do complemento, mas deixam intactos determinados aspectos, como o tick over, a ativação conformacional do C3 nas superfícies, a clivagem do C3 pelas proteases da coagulação e/ou a deposição da opsonina C4b através da iniciação de complexos de reconhecimento de padrões .[7]

A monitorização rigorosa dos doentes continuará a ser essencial para o avanço clínico dos medicamentos complementares, mas estamos agora equipados com uma abordagem cada vez mais baseada em provas para a avaliação da segurança. É crucial avaliar os aspectos de segurança dentro do contexto apropriado para cada indicação, alvo e opção de tratamento.

Nas doenças crónicas que requerem a administração sistémica a longo prazo de inibidores do complemento, as avaliações de segurança tendem a ser favoráveis, especialmente em cenários clínicos agudos que requerem um tratamento a curto prazo ou baseado em intervalos. Por exemplo, durante a hemodiálise, uma única injeção em bolus de Cp40 suprime eficazmente a ativação do complemento induzida pelo filtro durante todo o procedimento, sendo o fármaco eliminado pouco tempo depois do tratamento. Do mesmo modo, na inflamação sistémica aguda, como o traumatismo ou a sépsis, o tratamento inibidor do complemento é limitado no tempo e os doentes já estão normalmente a receber terapêutica antimicrobiana.

Embora seja necessária mais experiência clínica, a utilização de inibidores específicos, como o TT30 ou o mini-FH, pode oferecer uma inibição mais precisa da resposta do complemento no local da ativação, preservando simultaneamente uma maior atividade vascular residual. Além disso, em condições em que a aplicação local do medicamento é adequada, como a DMRI ou a doença periodontal, o impacto na atividade sistémica do complemento é geralmente considerado negligenciável .[8]

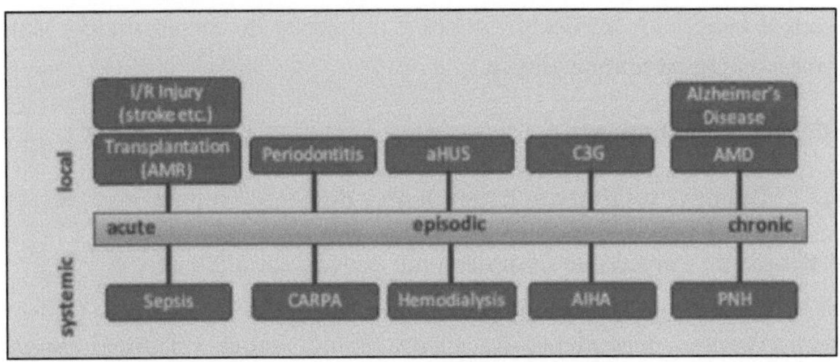

Figura 1: Considerações sobre o local e o período de tempo das manifestações clínicas na terapia orientada para o complemento (Cortesia da figura: Daniel Ricklin & John D. Lambris , © 2016 publicado por Elsevier).

Os principais exemplos de doenças relacionadas com o complemento são apresentados no contexto de se manifestarem principalmente de forma sistémica ou local (por exemplo, num tecido ou órgão específico) e de ocorrerem como um evento agudo, episódico ou crónico. Abreviaturas: aHUS, síndrome hemolítico urémico atípico; AIHA, anemia hemolítica autoimune; AMD, degenerescência macular relacionada com a idade; AMR, rejeição mediada por anticorpos; C3G, glomerulopatia C3; CARPA, pseudoalergia relacionada com a ativação do complemento; I/R, isquemia/reperfusão; PNH, hemoglobinúria paroxística nocturna

POTENCIAIS EFEITOS ADVERSOS DOS NOVOS INIBIDORES

Ao considerar a utilização de fármacos anti-complemento, é crucial ponderar os potenciais efeitos nocivos e determinar o momento e o alvo adequados no sistema do complemento. Com a implementação de medidas profilácticas, como a imunização e a terapia antibiótica, juntamente com uma análise cuidadosa do alvo, muitos destes efeitos podem ser geridos de forma eficaz. No entanto, é importante permanecer vigilante quanto a possíveis efeitos adversos ao introduzir novos inibidores no uso clínico.

Por exemplo, a inibição das fases iniciais de reconhecimento das três vias ou a focalização em C3 podem potencialmente aumentar o risco de outras infecções devido à redução da opsonização. No entanto, o tratamento a curto prazo sob observação atenta pode suscitar menos preocupações e pode mesmo ser a abordagem mais eficaz durante determinadas fases agudas. Por conseguinte, é essencial efetuar uma avaliação exaustiva dos riscos e benefícios ao decidir sobre a utilização de medicamentos anti-complemento na prática clínica.

Eficácia do tratamento

I) Doenças totalmente dependentes do complemento

A terapia de inibição do complemento provou ser altamente eficaz e até mesmo salvar vidas em condições em que a fisiopatologia da doença é primariamente dependente do complemento, como a hemoglobinúria paroxística nocturna (HPN) e a síndrome hemolítico-urémica atípica (SHUa). Embora existam várias outras doenças em que o complemento desempenha um papel significativo na fisiopatologia, é importante realizar ensaios clínicos controlados antes de alargar as indicações para a terapêutica de inibição do complemento.

Os ensaios clínicos fornecem dados essenciais sobre a segurança e a eficácia dos inibidores do complemento em doenças específicas, ajudando a garantir que os doentes recebem o tratamento ideal. No entanto, em determinadas situações em que a realização de ensaios clínicos pode ser impraticável devido à raridade da doença ou ao estado crítico do doente, pode ser considerada a utilização de inibidores do complemento fora da lista, especialmente se existirem fortes indícios que sugiram uma fisiopatologia mediada pelo complemento.

Em geral, a decisão de utilizar a terapêutica de inibição do complemento deve basear-se numa avaliação exaustiva da doença, tendo em conta as provas clínicas disponíveis, o estado do doente e os potenciais riscos e benefícios do tratamento.

II) Doenças com fisiopatologia complexa

Em condições em que a ativação do complemento desempenha um papel menor na fisiopatologia ou faz parte de um processo de doença complexo, determinar a eficácia da inibição do complemento pode ser um desafio. Nesses casos, é crucial uma estratégia combinada que envolva modelos experimentais e ensaios clínicos para avaliar se a inibição do complemento pode reduzir parcialmente a atividade da doença.

Os modelos experimentais fornecem informações valiosas sobre os mecanismos subjacentes à ativação do complemento e a sua contribuição para a progressão da doença. Estes modelos permitem aos investigadores estudar os efeitos da inibição do complemento num ambiente controlado e identificar potenciais alvos terapêuticos.

Os ensaios clínicos complementam os estudos experimentais, avaliando a segurança e a eficácia dos inibidores do complemento em doentes humanos. Ao conceber cuidadosamente ensaios clínicos com parâmetros e populações de doentes apropriados, os investigadores podem determinar se a inibição do complemento tem um efeito benéfico na atividade da doença, mesmo em condições complexas em que a ativação do complemento não é o principal fator de patologia.

Em geral, uma abordagem combinada que integre a investigação experimental com a investigação clínica é essencial para elucidar o papel da ativação do complemento em doenças complexas e para determinar a utilidade potencial da inibição do complemento como estratégia terapêutica.

REFERÊNCIAS

1. Harris CL, Heurich M, Rodriguez de Cordoba S, Morgan BP O complótipo: ditando o risco de inflamação e infeção. Trends Immunol 2012,33:513-521.
2. Yaspan BL, Williams DF, Holz FG, Regillo CD, Li Z, Dressen A, et al. O fator de direcionamento D da via alternativa do complemento reduz a progressão da atrofia geográfica secundária à degeneração macular relacionada ao envelhecimento. Sci Transl Med 2017 ,9(395).
3. Rodriguez de Cordoba S, Tortajada A, Harris CL, Morgan BP Desregulação do complemento e doença: de genes e proteínas a diagnósticos e medicamentos. Immunobiology 2012, 217:1034-1046.
4. Wu MA, Zanichelli A, Mansi M, Cicardi M. Opções de tratamento actuais para o angioedema hereditário devido à deficiência do inibidor de C1. Expert Opin Pharmacother. 2016; 17:27- 40.
5. Risitano AM. Hemoglobinúria paroxística noturna na era da inibição do complemento. Am J Hematol. 2016;91:359-360.
6. Hamad OA, Mitroulis I, Fromell K, Kozarcanin H, Chavakis T, Ricklin D, et al. Contact activation of C3 enables tethering between activated platelets and polymorphonuclear leukocytes via CD11b/CD18. Thromb Haemost. 2015; 114:1207- 1217.
7. Holers VM. Mecanismos de orientação nos locais de ativação do complemento para imagiologia e terapia. Immunobiology. 2016 ; 221(6): 726-732.
8. Loyet KM, Good J, Davancaze T, Sturgeon L, Wang X, Yang J, et al. Inibição do complemento em macacos cynomolgus por fragmento de ligação ao antigénio do anti-fator d para o tratamento de uma forma avançada de degenerescência macular seca relacionada com a idade. J Pharmacol Exp Ther. 2014; 351:527-537.

CAPÍTULO- 15 CONCLUSÃO

O sistema do complemento desempenha um papel crucial na coordenação da imunidade e da inflamação do hospedeiro. Inicialmente, pensava-se que fazia apenas parte da imunidade inata, mas investigações posteriores revelaram que se trata de um conjunto dinâmico que ativa tanto as respostas imunitárias inatas como as adaptativas. Numerosas doenças têm sido associadas ao sistema do complemento, o que levou ao desenvolvimento de vários fármacos destinados a tratar estas condições. Uma dessas doenças importantes, que partilha mecanismos comuns com a periodontite, são as doenças reumáticas, em que certos medicamentos demonstraram alguma eficácia no alívio dos sintomas. A aplicação desta compreensão à periodontite e à peri-implantite lançou uma nova luz sobre o papel do sistema do complemento no desenvolvimento das doenças periodontais. O mapeamento da sua função na periodontite poderá fazer avançar significativamente as abordagens terapêuticas direcionadas para o complemento.

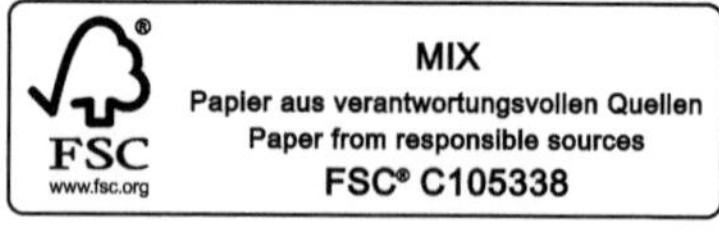

Printed by Books on Demand GmbH, Norderstedt / Germany